Asma Javed

Associação da acne vulgar com a testosterona sérica e a SHBG

Asma Javed

Associação da acne vulgar com a testosterona sérica e a SHBG

Acne Vulgaris, preocupações comuns: Sem benefícios para medir os níveis de androgénio

ScienciaScripts

Imprint
Any brand names and product names mentioned in this book are subject to trademark, brand or patent protection and are trademarks or registered trademarks of their respective holders. The use of brand names, product names, common names, trade names, product descriptions etc. even without a particular marking in this work is in no way to be construed to mean that such names may be regarded as unrestricted in respect of trademark and brand protection legislation and could thus be used by anyone.

Cover image: www.ingimage.com

This book is a translation from the original published under ISBN 978-3-330-32969-0.

Publisher:
Sciencia Scripts
is a trademark of
Dodo Books Indian Ocean Ltd. and OmniScriptum S.R.L publishing group

120 High Road, East Finchley, London, N2 9ED, United Kingdom
Str. Armeneasca 28/1, office 1, Chisinau MD-2012, Republic of Moldova, Europe
Printed at: see last page
ISBN: 978-620-7-69597-3

<u>DESTINADO A</u>

A minha mãe e o Professor Dr. Farid-ur-

Rehman pelos seus esforços incansáveis para

me fazer chegar a esta fase.

Lista de abreviaturas

SPSS	Pacote estatístico para as ciências sociais
ESTADOS UNIDOS	Estados Unidos da América
P. Acne	Propionibacterium Acne
P. Granuloso	Propionibacterium granulosum
DHT	Dihidrotestosterona
DHEAS	Sulfato de dehidroepiandrosterona
IGF-1	Fator de crescimento semelhante à insulina 1
LH	Hormona luteinizante
FSH	Hormona folículo-estimulante
LOS	Globulinas de ligação às hormonas sexuais
NADPH	Nicotinamida adenina dinucleótido fosfato
AR	Recetor de androgénio
DPC	Célula papilar dérmica
GH	Hormona de crescimento
NP	Neuropeptídeo
PRC	Hormona libertadora de corticotropina
TGF	Fator de crescimento transformador
FEG	Fator de crescimento endotelial
IL-1	Interleucina 1
TLR	Recetor do tipo Toll
FFA	Ácidos gordos livres
5a DHT	5a-dihidrotestosterona
Hbd-2	e-Defensina-2 humana

PCO	Síndrome dos ovários poliquísticos
GEA	Escala global de classificação da acne
BPO	Peróxido de benzoílo
AA	Ácido azelaico
SA	Ácido salicílico
BD	Até que o
COC	Contracetivo oral combinado
ENSAIO CLÍNICO RANDOMIZADO	Ensaio controlado aleatório
	Laser de corante pulsado
PDL	Luz intensa pulsada
IPI	Terapia fotodinâmica

__Introdução :__

A acne vulgar é uma doença auto-limitada que afecta os folículos das glândulas sebáceas.[1] Trata-se de uma doença multifatorial. Os principais factores patogénicos são a hiperqueratinização e a obstrução dos folículos pilossebáceos devido a uma queratinização anormal do epitélio infundibular, a estimulação androgénica das glândulas sebáceas e a colonização microbiana da unidade pilossebácea por Propionibacterium acnes, seguida de inflamação perifolicular.[1] Os androgénios podem promover a formação de acne através da hiperqueratose folicular e do aumento da produção de sebo.[2] Os efeitos dos androgénios na pele são o resultado da circulação de androgénios e da atividade enzimática nos tecidos locais e nos receptores de androgénios. [3]

Num estudo, a acne foi classificada em grupos (A) ligeiro, (B) ligeiro e (C) moderado. A média ± DP para a SHBG foi de 60,3 ± 28,1 para (A), (B) 55,8 ± 27,5 (C) 43,6 ± 14,9. A média ± DP para a testosterona sérica foi de 1,4 ± 1,0 para (A), (B) 1,6 ± 1,0, (C) 1,8 ± 1,0.

A acne e o hirsutismo são manifestações frequentes da hiperandrogenemia. [1] Já foi estudada uma perturbação na produção de androgénios nos ovários ou nas glândulas supra-renais, uma alteração dos androgénios plasmáticos na acne e uma ligação entre a acne e o hirsutismo. A literatura disponível sobre a relação entre o androgenismo e a gravidade da acne não é uniforme nas suas conclusões. [1,5] A relação entre a estimulação hormonal e a expressão clínica e a evolução da doença ainda não é muito clara.[4] As hormonas testosterona sérica e globulina de ligação às hormonas sexuais (SHBG) demonstraram ser androgénios comuns associados à acne. [4]

Foram observados níveis séricos elevados de testosterona e níveis reduzidos de SHBG em doentes com acne. [1-3] A determinação dos níveis séricos de SHBG em mulheres com acne é fortemente recomendada para selecionar as doentes que responderão melhor a tratamentos hormonais adequados. [4] No entanto, muitos relatórios não estabelecem uma ligação significativa entre a gravidade da acne e os níveis de androgénios. [5] O papel da terapêutica anti-androgénica na acne ainda não é claro.[5] O mecanismo da terapêutica hormonal anti-androgénica pode ser através da atuação e do bloqueio dos receptores de androgénios (por exemplo, acetato de ciproterona, espironolactona) ou através do bloqueio da produção de androgénios (por exemplo, estrogénios). [1]

Os marcadores laboratoriais que utilizamos para medir o hiperandrogenismo são a testosterona sérica e a globulina de ligação às hormonas sexuais (SHBG).

Normalmente, estabelecemos um perfil hormonal nos doentes com acne quando estes não respondem ao tratamento habitual da acne com antibióticos sistémicos e retinóides. No entanto, se este estudo provar que os marcadores de androgénios se alteram durante a evolução da acne, poderemos estudar os níveis de androgénios numa fase muito precoce do tratamento da acne e proporcionar a cada doente um tratamento adequado. Este estudo mostrará também que estes níveis se alteram em função do grau clínico da acne. Isto permitirá melhorar a relação custo-eficácia, evitar tratamentos inadequados e, sobretudo, obter melhores resultados clínicos, provavelmente mais rapidamente.

Revisão da literatura

Acne

A acne vulgar continua a ser uma das doenças mais frequentes observadas pelos médicos. Surge sobretudo na puberdade.[6] Caracteriza-se por áreas de pele com produção aumentada de sebo, comedões, pústulas, pápulas, nódulos e cicatrizes. É uma doença inflamatória polimórfica que afecta tipicamente a pele com uma população densa de folículos pilossebáceos, como a face, a parte superior do tórax e as costas.[7] A acne grave é inflamatória, mas também pode ser não-inflamatória. É uma doença da unidade pilossebácea que, na maioria dos casos, regride espontaneamente e aparece no final da adolescência ou no início dos vinte anos, mas também pode persistir até à meia-idade.[8]

A palavra acne vem da palavra grega "acme", que significa "flor da vida". Vulgaris significa "vulgar".[8] A acne é uma manifestação frequente de níveis elevados de androgénios. Muitos factores contribuem para o aparecimento da acne. A estimulação androgénica da glândula sebácea é um dos factores mais importantes. A quantidade de sebo produzida em excesso está relacionada com a gravidade da acne. [7, 9]

Definição

Clinicamente, a acne é definida por comedões abertos e fechados (pontos negros e comedões), isolados ou associados a pústulas, pápulas eritematosas e cicatrizes, concentrados na face e na parte superior do tronco.

Frequência

No Paquistão, a acne é responsável por quase um quinto das visitas a dermatologistas e é comum em pessoas com idades compreendidas entre os 13 e os 35 anos.[10] A prevalência entre os adolescentes varia entre 30% e 100%, e foi referido que 91% dos homens e 79% das mulheres são afectados.[10] Entre 80% e 100% dos americanos são afectados pela acne em algum momento das suas vidas.[11] No Reino Unido (acima dos 25 anos), a prevalência é de 54% nas mulheres e 40% nos homens.[7] Vinte por cento têm acne grave com cicatrizes permanentes.[12] A acne quística está muito disseminada na região mediterrânica, de Espanha ao Irão. [13]

Morbidade

A acne pode ter repercussões psicossociais.[14] Pode provocar cicatrizes permanentes. Uma variante inflamatória grave da acne, a acne fulminante, pode ser acompanhada de febre, artrite e outras perturbações sistémicas.[15]

Corrida

Mais frequente nos norte-americanos brancos.[11] Os espanhóis tendem geralmente a desenvolver acne cística. Os afro-americanos têm uma elevada prevalência de acne com caspa.[13]

Género

Na puberdade, a acne afecta frequentemente os homens. Na idade adulta, é mais frequente nas mulheres.[16]

Antiga

A acne vulgar pode aparecer nas primeiras semanas e meses de vida, quando o recém-nascido ainda está sob a influência das hormonas da mãe e a parte da glândula suprarrenal que produz androgénios é grande. Regra geral, a acne do recém-nascido regride espontaneamente. No entanto, alguns recém-nascidos podem necessitar de retinóides.[17] A acne juvenil começa geralmente com o início da puberdade, que se caracteriza por um aumento da produção e libertação de androgénios. Num estudo local realizado no Paquistão, 55,9% de 630 estudantes sofriam de acne, com um rácio feminino/masculino de 78,4/21,6. Os estudantes tinham idades compreendidas entre os 16 e os 29 anos.[10] Entre os adultos, 54% das mulheres e 40% dos homens podem ter acne aos 25 anos.[7,8,18] Aos 45 anos, 5% dos homens e das mulheres podem ainda ter acne.[19] Um estudo realizado nos Estados Unidos revelou que a prevalência era de quase 100% em meados da adolescência, mas que apenas cerca de 20% das pessoas afectadas consultavam um médico.[11] Um estudo de prevalência de base populacional efectuado na Austrália revelou uma taxa de prevalência global de 36,1%, com 27,7% no grupo etário dos 10-12 anos e 93,3% no grupo etário dos 16-18 anos.[20]

Etiologia

Vários factores contribuem para o aparecimento da acne.

Causas comuns

Hormonal

As influências hormonais, como a puberdade e o ciclo menstrual, contribuem para o aparecimento da acne.[1,21] Durante a puberdade, um aumento dos níveis de androgénios provoca um aumento do tamanho das glândulas sebáceas e da sua produção de sebo.[1,4] Uma crise pré-menstrual está ligada a uma alteração pré-menstrual da hidratação do epitélio pilossebáceo.[21] A toma de esteróides anabolizantes pode ter um efeito semelhante. Várias hormonas androgénicas como a testosterona, a diidrotestosterona (DHT), o sulfato de dehidroepiandrosterona (DHEAS) e o fator de crescimento semelhante à insulina 1 (IGF-1) estão associadas à acne.[1,4] A verdadeira acne vulgar em mulheres adultas pode ser uma caraterística de doenças endócrinas, como a síndrome de Cushing e a síndrome dos ovários poliquísticos. A gravidez também pode desencadear acne.[2]

Genética

A tendência para desenvolver acne também se verifica nas famílias, com uma elevada prevalência entre os familiares de primeiro grau. Uma história familiar de acne está associada a um número maior e mais grave de lesões de acne retidas.[7, 22] A influência genética é confirmada pela concordância muito elevada entre gémeos monozigóticos. O número de comedões também foi semelhante em gémeos idênticos, mas não em gémeos fraternos, o que sugere um papel genético na formação dos comedões.[20]

Psicológico

A relação entre a acne e o stress já foi objeto de numerosos estudos. As condições de stress estão associadas a formas graves de acne.[14] A acne é desencadeada pelo stress e pode ser agravada, em certa medida, por lesões de bicadas.[7,14]

Propionibacterium Acne

A Propionibacterium acne (p. acnes) é uma bactéria anaeróbia que geralmente se pensa ser a causa da acne, embora o Staphylococcus epidermidis desempenhe normalmente algum papel.[23] A resistência da p. acnes aos antibióticos normalmente utilizados para tratar a acne também aumentou.[24]

Alimentação eléctrica

Uma dieta rica em glicémia está associada a um agravamento da acne. [7,13,25] Existe também uma associação positiva entre o consumo de leite magro e a gravidade da acne.[13] Não foram estabelecidas outras relações com o chocolate e o sal. O chocolate contém, no entanto, hidratos de carbono que resultam numa carga glicémica elevada.[7] Pensa-se que a frequência da acne é baixa nas pessoas que seguem uma dieta rica em peixe, mas aumenta consideravelmente quando mudam para uma dieta que contém mais gorduras saturadas.[13,26]

Causas diferentes

Pressão

Em alguns doentes, a pressão exercida por colares, capacetes, fitas para a cabeça e tiras para o queixo pode agravar a acne.[27]

Drogas

Alguns medicamentos podem causar ou agravar a acne.[28,29] Estes incluem

- Iodeto
- Brometo
- Esteróides orais, injectáveis ou tópicos
- Anticonvulsivante, como o lítio, utilizado para tratar a perturbação bipolar.

Profissão

O contacto com óleo de corte na indústria pode causar acne.[30]

Produtos cosméticos

Alguns cosméticos e produtos de cuidados da pele são comedogénicos.[10] Entre as muitas marcas de produtos de cuidados da pele disponíveis, é importante ler os ingredientes e escolher primeiro ou depois os que são à base de água. Estes produtos à base de água são geralmente seguros.[8]

Luz solar

A exposição excessiva ao sol pode melhorar a acne ou provocar o seu reaparecimento.[10]

História natural

A doença começa geralmente na puberdade e desaparece em meados dos vinte anos.[6, 8] A acne desenvolve-se mais cedo nas mulheres do que nos homens, o que se explica pelo facto de a puberdade começar mais cedo nas mulheres.[18] Alguns comedões no rosto podem ser o primeiro sinal de maturação pubertária; os comedões maiores aparecem geralmente 2 a 3 anos antes do aparecimento de lesões inflamatórias, e os comedões precoces no meio do rosto são considerados marcadores de doença posterior. O local de aparecimento da acne está relacionado com a idade de início da doença; as lesões inflamatórias na linha média do rosto são sinónimo de maturação sexual precoce. [26] [7,26]Após os 25 anos No entanto, a acne persiste após os 25 anos em 7% a 17% dos doentes.[16] As melhorias nos tratamentos da acne alteraram a prevalência, a gravidade e a idade de início da acne.

Fisiopatologia

Os quatro principais factores envolvidos na fisiopatologia da acne são os seguintes

1 Seborreia

2 Formação de comedões (comedogénese)

3 Colonização do canal intrafolicular por *P. acnes*

4 Inflamação

Unidade Pilosebácea

O processo inicia-se com a obstrução da unidade pilossebácea. A unidade pilossebácea é um folículo revestido de células que contém uma grande glândula sebácea e um fino pelo Vellus que raramente sobressai do folículo. Aparecem mais frequentemente em zonas propensas a acne, como o nariz, as bochechas e a testa, bem como no peito e nas costas.[7,31]

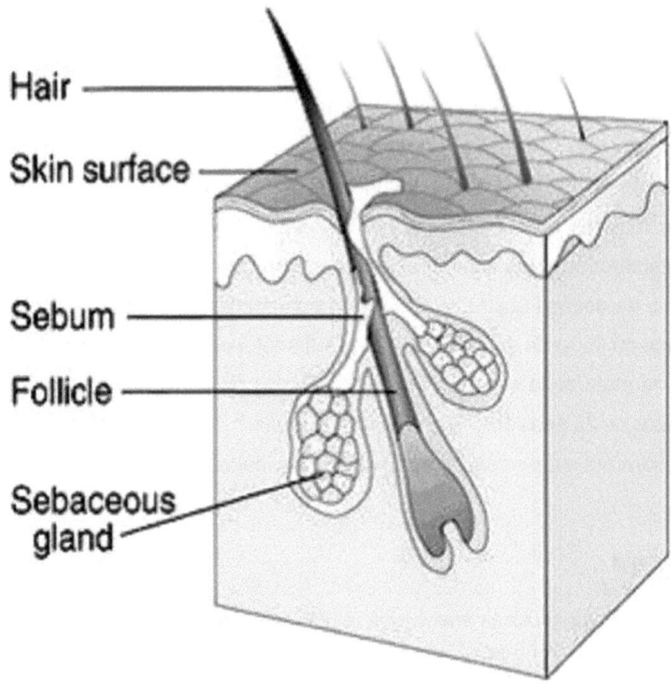

Figura 1: <u>Unidade pilossebácea</u>

Glândula sebácea

As glândulas sebáceas são glândulas holócrinas que se encontram em todo o corpo, com exceção do dorso dos pés, das palmas das mãos e das plantas dos pés. São maiores e mais concentradas no couro cabeludo e no rosto.[7,32] A função normal das glândulas sebáceas é produzir e segregar sebo, um grupo de óleos complexos que inclui triglicéridos e produtos de degradação de ácidos gordos, ésteres de cera, esqualeno, ésteres de colesterol e colesterol.[7,9,32]

Figura 2: <u>seta azul apontando para a glândula SEBACEOUS</u>

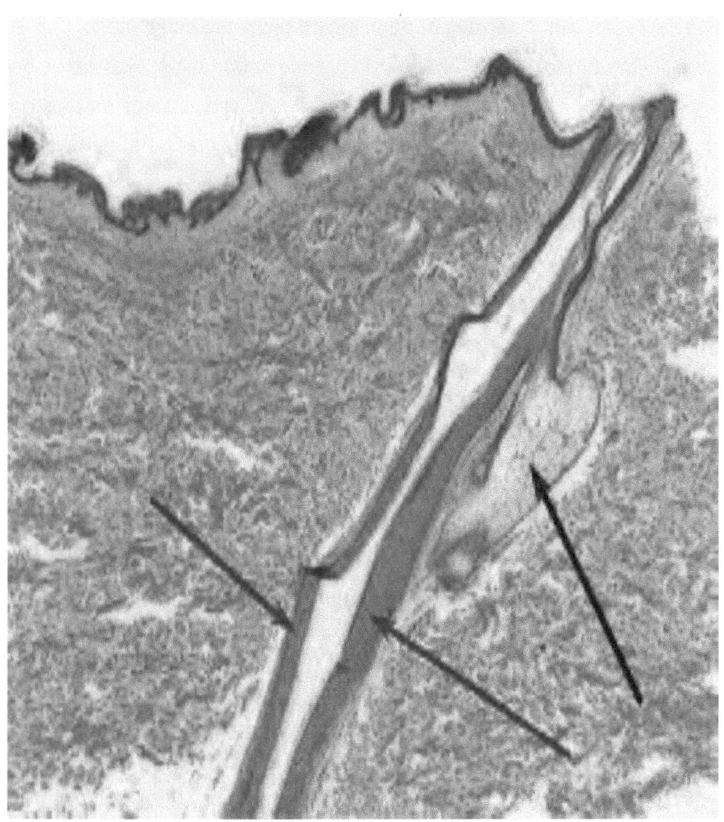

Seborreia

A função das glândulas sebáceas é produzir sebo, e a produção excessiva de sebo é um pré-requisito para o aparecimento da acne.[7,9,32] A secreção de sebo está correlacionada com a gravidade da acne.[1,7] Um aumento da produção de sebo, uma alteração da composição lipídica e da relação oxidante/antioxidante são características dos lípidos da superfície da pele, que estão associados ao desenvolvimento da acne.[32, 33] O sebo perturba o processo de queratinização dos folículos da unidade pilossebácea, obstrui os poros e contribui para o desenvolvimento da acne.[32] No entanto, a seborreia não é considerada como o único fator responsável pelo aparecimento da acne, como o demonstra o sucesso do tratamento da acne com produtos como os antibióticos, que não têm qualquer efeito sobre a taxa de secreção sebácea, mas podem inibir o processo inflamatório.[31, 32] A composição dos lípidos produzidos é também de grande importância. Nos casos de acne, foi observado um teor mais baixo de ácidos gordos essenciais nos ésteres de cera. Foi encontrado um baixo teor de ácido linoleico nos lípidos de superfície da pele de doentes com acne.[32] Há indicações de que a dieta pode ser uma fonte importante de substratos para a síntese de lípidos nas glândulas sebáceas.[13,32] O papel dos componentes lipídicos no desenvolvimento da acne é incerto.[32] É possível que os lípidos estejam envolvidos na formação da hipercórnea ductal ou que sejam necessários para o crescimento de bactérias.[32]

Por outro lado, a restrição calórica extrema leva a uma redução drástica da taxa de eliminação do sebo.[32] Outros estudos mostraram que o aumento do consumo de hidratos de carbono e de gorduras alimentares aumenta a produção de sebo e que as alterações na natureza dos hidratos de carbono podem também modificar a composição do sebo.[34] A dieta ocidental típica, composta por leite e alimentos com elevado índice glicémico, favorece o desenvolvimento da acne.[13,34]

Outra caraterística do sebo nos doentes com acne é a presença de lipoperóxidos, devido à peroxidação do esqualeno e a uma diminuição dos níveis de vitamina E, que é o principal antioxidante do sebo.[32] Tanto os lipoperóxidos como os ácidos gordos monoinsaturados podem levar a uma diminuição da proliferação e da diferenciação dos queratinócitos.[32]

Foi sugerido que os retinóides também influenciam a excreção de sebo. Os receptores de ácido retinóico são expressos nos sebócitos. Inibem a proliferação e a produção de sebo.[35]

1) Relação entre acne e hiperandrogenismo

Vários estudos mostraram uma ligação entre a sobreprodução local de androgénios activos e a acne.[1,5,36] Os ovários produzem 25% da testosterona circulante e a sua secreção depende da hormona luteinizante (LH) segregada pelo lobo anterior da hipófise. Além disso, os ovários segregam 50% da androstenediona e 20% da DHEA.[36] As glândulas supra-renais segregam 100% de DHEAS e 80% de DHEA. As glândulas supra-renais segregam igualmente 50% de androstenediona e 25% de testosterona. A pele, o tecido adiposo, o fígado e o sistema urogenital são importantes locais periféricos de produção de androgénios.[1,2,36] A androstenediona e a DHEA são convertidas em testosterona na pele. Dos androgénios circulantes, apenas a testosterona e a DHT podem ativar os receptores de androgénios. Nas mulheres jovens, 25% da testosterona circulante provém das glândulas supra-renais e outros 25% dos ovários. O resto da testosterona é produzido pela transformação periférica da androstenediona no tecido adiposo.[35] Em mulheres saudáveis, 80% da testosterona está ligada à SHBG, 19% está ligada à albumina e 1% circula livremente na corrente sanguínea. A androgenicidade depende da fração não ligada devido à elevada afinidade da SHBG pelos androgénios ligados. Os restantes androgénios, DHEAS, DHEA e androstenediona, estão quase inteiramente ligados à albumina; a testosterona é utilizada como marcador da secreção ovárica de androgénios.[36] Estudos mostram que os doentes com acne têm níveis mais elevados de testosterona e dihidrotestosterona (DHT) e níveis mais baixos de SHBG na pele do que as pessoas saudáveis.[37] Nos homens, níveis elevados de testosterona conduzem a um aumento da atividade das glândulas sebáceas, seguido de hiperseborreia, o que leva ao desenvolvimento de acne.[7,9,37] No entanto, poucos doentes que sofrem de perturbações androgénicas apresentam hiperandrogenismo.[38] O aumento da atividade das glândulas sebáceas deve-se ao potente androgénio 5a-dihidrotestosterona (5a-DHT5), e as células das glândulas sebáceas possuem todas as enzimas necessárias para converter a testosterona em 5a-DHT.[35] A isozima 5a-redutase de tipo I catalisa a conversão da testosterona em 5a-DHT nos tecidos periféricos através de uma reação dependente do NADPH e é principalmente expressa na pele. Esta enzima está presente no citoplasma e no compartimento da membrana celular das células da pele e, em particular, nos sebócitos faciais, ilustrando o importante papel-chave das células das glândulas sebáceas no metabolismo dos androgénios.[32,35]

A DHT é convertida a partir da testosterona pela ação da 5a-redutase, e ambas podem ligar-se ao mesmo recetor de androgénios (AR).[39] A expressão cutânea do RA é detectada principalmente nos queratinócitos epidérmicos, nas células da papila dérmica (DPC), nas glândulas sebáceas e, em menor grau, nos fibroblastos dérmicos, nas células endoteliais, nas células das glândulas sudoríparas e nos melanócitos genitais. Nas glândulas sebáceas, o RA só é detectado nos sebócitos basais com diferenciação precoce. A expressão de RA foi encontrada principalmente em DPCs, mas não em queratinócitos da bainha externa da raiz (incluindo as regiões de grânulos que se pensa conterem células estaminais ciliadas) e da bainha interna da raiz.[32, 40]

Os estudos sobre os efeitos dos androgénios na formação da acne centram-se principalmente na produção de sebo, ou seja, no processo de diferenciação dos sebócitos e na lipogénese. Foi demonstrado que tanto a testosterona como a DHT têm um efeito estimulante na proliferação dos sebócitos.[41] No entanto, a combinação de testosterona e ácido linoleico mostrou um efeito sinérgico na síntese de lípidos nos sebócitos.[42] Por outro lado, não é claro se a maior atividade da redutase do tipo I-5a detectada no infundíbulo folicular está relacionada com a hiperproliferação/desqueratinização anormal dos queratinócitos nesta região, que leva à formação de microcomedões.[42,43] Os androgénios prolongam igualmente a fase de crescimento do cabelo e favorecem a sua transformação de tipo velus em tipo terminal. O hirsutismo afecta 70 a 80% das mulheres com excesso de androgénios.[44]

No entanto, alguns estudos não mostram qualquer correlação entre a gravidade da acne e outros marcadores clínicos ou laboratoriais de androgenicidade nas mulheres, sugerindo que, na maioria dos casos, são necessários outros factores para o desenvolvimento da acne para além da hiperandrogenemia.[5] No entanto, existem algumas provas que sugerem uma ligação entre a acne e o hiperandrogenismo.[2] Se o desenvolvimento da acne estivesse simplesmente ligado aos níveis hormonais sistémicos, deveria ser igualmente frequente no rosto, no peito e nas costas, mas não é esse o caso. Em geral, a acne não é um problema endócrino. O facto de a acne não aparecer simultaneamente em todas as zonas sensíveis deve-se ao facto de a secreção sebácea variar de um folículo para outro.[45] Nos doentes com acne, a secreção de sebo varia consideravelmente de um folículo para outro. Isto sugere que certos folículos são susceptíveis à acne e que um aumento da resposta periférica (órgão final) aos androgénios é um fator provável em muitas pessoas.[45]

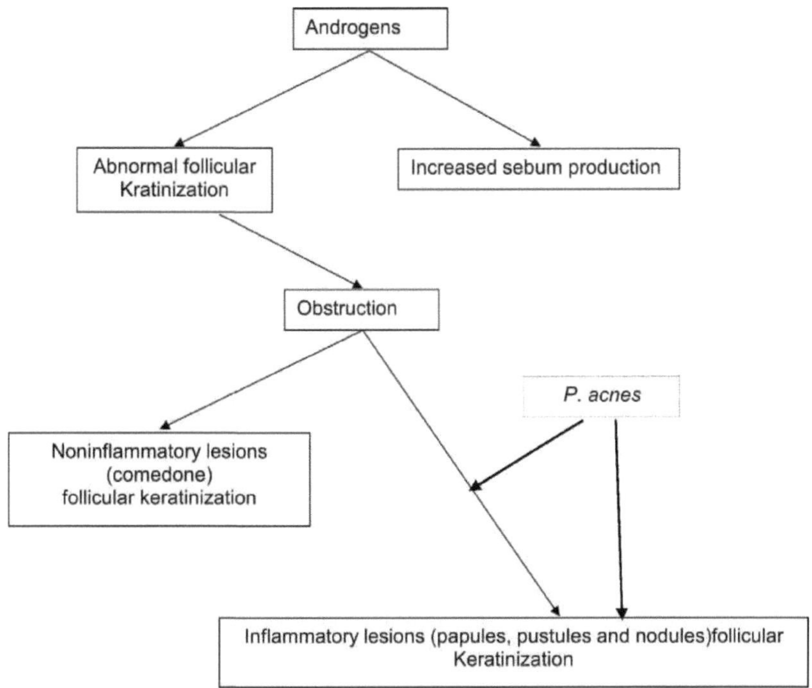

Pensa-se que a atividade da hormona do crescimento (GH) se deve principalmente ao IGF, mas também foi demonstrado que tem efeitos directos nas células da pele.[32,46] O aumento dos níveis séricos de GH na acromegalia é acompanhado por um aumento da secreção de sebo. Na acne vulgar, o aumento da produção de sebo atinge o seu pico em meados da adolescência, e é também nesta altura que a GH e o fator de crescimento semelhante à insulina 1 (IGF-1) têm os seus níveis séricos mais elevados.[47] Foram observados níveis séricos elevados de IGF-1 em mulheres e homens adultos com um aumento do número total de lesões de acne.[32,48] As lesões inflamatórias foram positivamente correlacionadas com os níveis séricos de IGF-1 em mulheres com acne.[48] A insulina aumenta a ação do fator de crescimento semelhante à insulina 1   (IGF-1), que mimetiza a produção de androgénios pelas células téclicas da pele.

resposta à LH. A insulina reduz os níveis circulantes de SHBG e aumenta a testosterona livre.[32,48]

Um dos possíveis papéis do sebo na patogénese da acne é o seu papel na comedogénese.[32,49] Outro papel importante do sebo é o facto de fornecer o substrato para o crescimento de P. acnes. A lipase de P. acnes actua sobre os triglicéridos para formar diglicéridos, monoglicéridos e ácidos gordos livres, a partir dos quais se forma o glicerol, o componente que pode ser utilizado para o metabolismo de P. acnes.[32,50]

Os neuropeptídeos (NPs) são um grupo heterogéneo de péptidos biologicamente activos presentes nos neurónios do sistema nervoso central e periférico.[32] Foi demonstrado que a pele humana, e em particular a glândula sebácea humana, exprime receptores funcionais para NPs, por exemplo a hormona libertadora de corticotropina (CRH), o polipéptido europeptide Y e o péptido relacionado com o gene da calcitonina.[51] Estes receptores regulam a produção de citocinas inflamatórias, a proliferação, a diferenciação, a lipogénese e o metabolismo dos androgénios nos sebócitos humanos.[32,33,51] Outras NPs, como a substância P, também estão envolvidas na patogénese da acne vulgar. A substância P libertada pelo stress pode estimular as células germinativas das glândulas sebáceas e causar uma hiperplasia significativa das glândulas sebáceas.[51] Aumenta igualmente o tamanho das células individuais das glândulas sebáceas. A substância P favorece tanto a proliferação como a diferenciação das glândulas sebáceas. De facto, o stress pode influenciar o feedback negativo da regulação das glândulas sebáceas e ter um impacto no resultado clínico da acne.[51]

Comedogénese

Vários factores são responsáveis por induzir a hiperproliferação dos queratinócitos. Estes incluem a composição lipídica das glândulas sebáceas, androgénios, produção local de citocinas e bactérias.[32] A obstrução do ducto pilossebáceo precede a formação das lesões inflamatórias da acne. Resulta da acumulação de células queratinizadas aderentes no ducto, levando à formação de uma obstrução que impede o fluxo de sebo. O resultado é a formação de comedões.[32,43, 52] A causa é desconhecida, mas o processo pode ser influenciado pelos androgénios.[5,43] Um comedão pode ter uma abertura alargada em direção à superfície da pele (comedão aberto) ou uma abertura microscópica (comedão fechado).[7] Deve-se também a uma anomalia dos lípidos das glândulas sebáceas, que conduz a uma hiperproliferação relativa dos corneócitos.[52] Uma carência local de ácido linoleico no ducto pilossebáceo leva também à formação de comedões. O ácido linoleico é absorvido pelo plasma nas células das glândulas sebáceas, é diluído nas células pela grande quantidade de sebo e os corneócitos ductais são efetivamente banhados por um nível demasiado baixo de ácido linoleico.[32,53]

Microscopicamente, estas lesões são galerias pilossebáceas alargadas que contêm uma mistura de epitélio folicular queratinizado, bactérias, sebo e leveduras saprófitas.

A hiperproliferação pode ser confirmada por vários marcadores.

(1)   3Aumento da marcação de comedões pela H-timidina.[54]

(2)   Aumento da marcação com Ki-67 dos queratinócitos ductais, que é um marcador de

(3)   Presença de queratinas 6 e 16 (marcadores de hiperproliferação da queratina) em microcomedões e comedões.[56]

(4)   A timidina controla a síntese do ADN.[54] O Ki-67 é um antigénio nuclear expresso pelas células durante as fases de crescimento do ciclo celular.[55] As queratinas 6 e 16 são proteínas epiteliais presentes em [56]
epiderme.[56]

Os androgénios desempenham um papel importante na comedogénese. Existe uma correlação positiva entre o número de comedões no início da acne e os níveis de DHEAS.[57] Nas células ganglionares pilossebáceas estão presentes receptores de androgénios e do tipo 5a-redutase.[35,39] O acetato de ciprotenona, um anti-androgénio, reduz os comedões e aumenta a concentração de linoleato de sebo. Ao influenciar direta e indiretamente os lípidos sebáceos, regula a comedogénese.[58]

A produção de citocinas pelos queratinócitos ductais também é provavelmente importante. A IL-1-a está presente em muitos comedões e induz a comedogénese. Actua nos queratinócitos infundibulares para induzir a queratinização, e o EGF e o TGF-a inibem a secreção de sebo.[59]

A biopsia e a cultura de lesões iniciais não inflamadas mostram que 30% destas lesões não contêm bactérias, o que sugere que as bactérias ductais não são necessárias para o início da queratinização.[60] Alguns produtos químicos externos também causam comedogénese. Estes incluem ingredientes de certos produtos cosméticos, como o propilenoglicol, os corantes vermelhos D e C e o miristato de isopropilo.[61]

Propionibacterium acnes

É um anaeróbio Gram-positivo que faz parte da flora normal da pele. Os dois principais organismos isolados da superfície da pele e dos canais pilossebáceos das pessoas que sofrem de acne são o P. acnes e o Staphylococcus epidermidis.[23] No entanto, é o P. acnes o principal responsável. Os três principais subgrupos de propionibactérias são P. acnes, P. granulosum e P. avidum. A P. acnes é muito importante. Como vivem em associação com S. epidermidis e M. furfur, estes dois organismos têm provavelmente algum controlo sobre o crescimento de P. acnes.[52] A forma como o P. acnes contribui para o desenvolvimento da acne é ainda controversa.[32] No entanto, vários estudos demonstraram que o número de P. acnes é mais elevado em doentes com acne do que em pessoas saudáveis, e alguns estudos não encontraram qualquer diferença entre o número de P. acnes nos folículos afectados e não afectados.[62] As bactérias estimulam a produção de citocinas pró-inflamatórias, incluindo a interleucina-ïβ, a interleucina 12 e o TNFa.[32] Descobriu-se que a produção de citocinas desencadeada por P. acnes é mediada pelo recetor Toll-like (TLR) 2.[32] Os queratinócitos e os sebócitos da unidade pilossebácea podem atuar como células imunitárias capazes de reconhecer agentes patogénicos e apresentar lípidos anormais. Estes tipos de células podem ser activados pelo P. acnes através dos receptores Toll-like (TLR) e das moléculas CD14 e CD1.[32] Estudos recentes demonstraram que as glândulas sebáceas humanas podem contribuir para a defesa imunitária da pele através da libertação de péptidos antimicrobianos.[32,63] Além disso, foi demonstrado que diferentes estirpes de P. acnes influenciam a viabilidade e a diferenciação dos sebócitos de forma diferente, o que levanta a possibilidade de certas estirpes de P. acnes serem responsáveis por infecções oportunistas no agravamento das lesões de acne.[63]

Um dos ácidos gordos livres do sebo, o ácido láurico, tem uma forte atividade antimicrobiana in vitro contra as bactérias da pele, incluindo a P. acnes.[32] A aplicação tópica ou a injeção intradérmica de ácido láurico resulta numa redução significativa do número de bactérias in vivo, demonstrando o seu efeito anti-inflamatório. Além disso, o ácido láurico, o ácido palmítico e o ácido oleico, os AGL típicos do sebo humano, aumentam a expressão da β-defencina-2 humana (hBD-2) e a atividade antimicrobiana dos sebócitos humanos contra P. acnes, demonstrando que os AGL do sebo participam na eliminação de microrganismos da pele humana, tanto através de uma ação antimicrobiana direta como através da indução de AMP nos sebócitos humanos para reforçar o seu sistema de defesa imune inato.[32,50]

O microambiente da unidade pilossebácea gerado pelas bactérias é provavelmente mais importante para o desenvolvimento de lesões de acne do que o seu número absoluto.[32] Foi demonstrado que a tensão de oxigénio, o pH e o fornecimento de nutrientes in vitro influenciam significativamente o crescimento de P. acnes e a produção bacteriana de substâncias activas, tais como lipases, fosfatase, hialuronato liase e substâncias que contraem o músculo liso.[32,63,64] A Propionibacterium acnes desenvolve-se bem na presença de baixos níveis de oxigénio. Na presença de luz com uma elevada concentração de oxigénio, o crescimento da P. acnes é inibido devido a reacções de fotodano que envolvem excesso de oxigénio e porfirinas microbianas endógenas. Estes factores determinam o desenvolvimento do folículo numa pápula, pústula ou nódulo.[64]

Atualmente, não é possível decidir se os microrganismos são os desencadeadores das lesões de acne, se tiram partido do ambiente na lesão ou se um equilíbrio crítico de grupos de microrganismos que ocupam um folículo é o fator essencial na patogénese da acne.[32]

Inflamação

Anteriormente, pensava-se que a hiperproliferação e a diferenciação anormal dos queratinócitos ductais conduziam primeiro à formação do microcomedão.[32] Pensava-se então que o microcomedão poderia dar origem a uma nova hiperproliferação, levando a uma acumulação de sebo e de corneócitos no canal intrfolicular, resultando na formação de tampões e comedões. Segue-se a inflamação, que leva à formação de pápulas ou pústulas.[32] No entanto, estudos recentes demonstraram que a libertação de IL1 ocorre antes da hiperproliferação em torno dos folículos em causa, que por sua vez estimula os queratinócitos.[59]

A P. acnes liberta um polipéptido de baixo peso molecular que provavelmente se difunde através do epitélio folicular anormalmente queratinizado, mas ainda fisicamente intacto, e atrai leucócitos polimorfonucleares para o local folicular.[63] As P. acnes intrafoliculares são absorvidas pelos granulócitos neutrófilos, resultando na libertação de enzimas hidrolíticas que se pensa influenciarem a diserência e a rutura da parede folicular. Esta rutura da parede folicular permite que o conteúdo intrafolicular se escape para a derme circundante e desencadeie a inflamação.[32,63] Evidências experimentais indicam que a inflamação é desencadeada por um grande número de insultos, incluindo enzimas hidrolíticas de neutrófilos, enzimas de P. acnes, sebo e corpos estranhos. A acumulação de queratina, sebo e microrganismos leva à libertação de mediadores pró-inflamatórios e à acumulação de linfócitos T-helper, neutrófilos e células gigantes de corpos estranhos. Isto, por sua vez, leva à formação de pápulas inflamatórias, pústulas e lesões nodulocísticas.[65]

Início

O infiltrado celular é linfocítico e localiza-se à volta dos vasos sanguíneos e do ducto excretor. No espaço de 12 a 24 horas, aparecem leucócitos polimorfonucleares na pápula, mas os linfócitos continuam a ser o infiltrado celular predominante. A rutura do ducto não é um pré-requisito para o desenvolvimento da inflamação. Uma reação inflamatória mais intensa leva à formação de pústulas. As lesões inflamatórias de grandes dimensões levam à formação de quistos e os nódulos são lesões profundas que geralmente envolvem mais do que um folículo e cicatrizam em 65% dos casos. formação de cicatrizes.[65]

Como se formam as cicatrizes de acne

As cicatrizes resultam da cicatrização anormal dos folículos pilossebáceos danificados durante a inflamação da acne.[66] Foi estabelecido que uma resposta imunitária mediada por células está envolvida nos processos inflamatórios da acne. Foi observada uma resposta imunitária predominantemente adaptativa nas lesões de doentes com acne que tendem a cicatrizar. O número de células T CD4 era cerca de metade do que nas lesões de acne sem cicatrizes. Os linfócitos e os macrófagos segregam uma grande variedade de citocinas e factores de crescimento, que se sabe modularem o recrutamento de fibroblastos para a derme, a proliferação e o fenótipo, bem como influenciarem as funções dos fibroblastos, tais como a remodelação e a contração das feridas, que contribuem para a formação de cicatrizes.[66] Este modelo sugere que a natureza e a extensão da resposta inflamatória em lesões desobstruídas podem levar a uma cicatrização anormal e a cicatrizes patológicas. É possível que a formação de cicatrizes possa ser controlada através da gestão do número ou do estado de ativação das células inflamatórias durante as fases de desenvolvimento e regressão da acne.[67]

4.1.6 Apresentação clínica

Não se incendeia

Pontos negros abertos

Comedões fechados (Whitehead)

Acender

Lições superficiais

Papel

Pústula

Lesões profundas

Pústulas profundas

Nódulos

Outras alianças

Quistos

Quelóides

Cicatrizes

Granulomas piogénicos

Hiperpigmentação pós-inflamatória

Comedões abertos

Trata-se de uma pápula em forma de cúpula em que a abertura do folículo está aberta, inchada e cheia de queratina. A cor preta é devida à deposição de melanina e de lípidos oxidados. Os comedões abertos encontram-se geralmente no centro do rosto e, quando aparecem numa fase inicial da doença, indicam um mau prognóstico.[7]

Comedões fechados

São de cabeça branca, em forma de pele e com 1 mm de diâmetro. A abertura do folículo não é aberta.[7]

Subtipos de pontos negros

Existem muitos subtipos.[68]

1. Comedões com lixa: várias manchas brancas muito pequenas na pele

A testa é granulosa e áspera ao tato.

2. **Macrocomedões:** são grandes pontos brancos ou, por vezes, pontos negros com mais de 1 mm de diâmetro. Os macrocomedões e os comedões em lixa respondem mal aos tratamentos tópicos convencionais para a acne.

3. **Comedões submarinos:** Têm um diâmetro superior a 0,5 cm e situam-se mais profundamente na pele; são responsáveis por lesões inflamatórias nodulares recorrentes.

4. **Comedões secundários:** podem aparecer após exposição a dioxinas (acne causada pelo cloro), pomadas (acne pomadiana), esteróides tópicos e outros medicamentos (acne induzida por medicamentos).

Papel

Uma pápula é uma elevação circunscrita e firme da pele, sem líquido visível, que pode medir entre uma cabeça de alfinete e um centímetro.[7]

Pústula

As pústulas são lesões pequenas, inflamadas, cheias de pus e semelhantes a bolhas na superfície da pele.[7]

Nódulos

Os nódulos são mais frequentes nos homens e, quando exsudam, são particularmente desfigurantes e desagradáveis. Podem estender-se em profundidade e cobrir uma grande área, sendo a superfície pouco afetada. Podem formar-se seios e cicatrizes, o que provoca uma desfiguração. Estas lesões são frequentemente muito sensíveis, crónicas e resistentes ao tratamento e, embora geralmente se desenvolvam lentamente ao longo de alguns dias, podem também aparecer de forma aguda em menos de 24 horas. Constituem uma doença grave.[7,27]

Quistos

Quando os folículos rebentam no tecido sorvente, não estão cobertos por epitélio, pelo que não se trata de um verdadeiro quisto.[27]

Quelóides

Crescimento bem definido de tecido cicatricial. Deve-se a uma alteração no desenvolvimento do tecido conjuntivo em indivíduos predispostos (mais frequente nos negros) e a uma atividade anormal dos fibroblastos. Aparecem mais frequentemente no lóbulo da orelha, no peito, nas costas e nos ombros. Podem ser permanentes, irritantes e dolorosas.[69]

Cicatrizes

A formação de cicatrizes segue-se geralmente a lesões inflamatórias profundas, mas também pode ocorrer após lesões inflamatórias mais superficiais em doentes sensíveis à formação de cicatrizes.[67] Ao contrário dos quelóides, as cicatrizes hipertróficas não se estendem para além da extensão inicial da inflamação. As cicatrizes atróficas maculares são frequentemente múltiplas. Mantêm frequentemente uma coloração vascular durante muitos meses. As cicatrizes em picador de gelo são pequenas cicatrizes atróficas, irregulares e firmes, que aparecem mais frequentemente nas bochechas. As cicatrizes em picador de gelo podem ser causadas apenas por pontos negros.[66,67] A calcificação é uma complicação rara das cicatrizes de acne.[67]

Figura 4: Cicatrizes de acne

Granuloma piogénico

Os granulomas piogénicos desenvolvem-se normalmente em doentes com doença do tronco muito grave. A isotretinoína oral também os pode desencadear nas fases iniciais do tratamento.[70]

Hiperpigmentação pós-inflamatória

Aparece mais frequentemente em peles pigmentadas. A pigmentação pós-inflamatória e o eritema são características frequentes e esteticamente desfigurantes da acne.

As alterações de pigmentação podem demorar vários meses a desaparecer.[7]

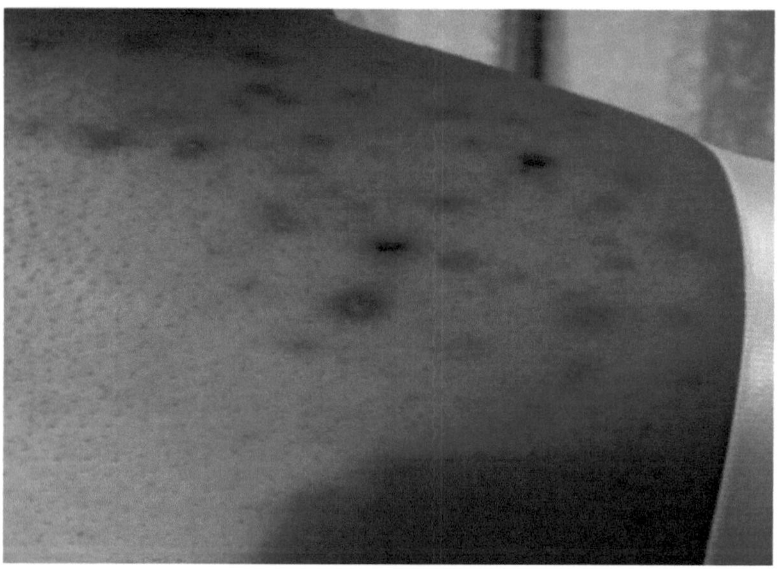

Figura 5: <u>Hiperpigmentação pós-inflamatória</u>

4.1.7 A relação entre a alimentação e a acne

Muitas pessoas pensam que a acne é causada pela sujidade e que esfregar a pele intensamente ajudará a curar a acne. Mas não é esse o caso. A esfoliação intensiva, na verdade, piora a acne, traumatizando a pele e agravando a inflamação.[7] Os factores alimentares, incluindo os doces, o chocolate e as gorduras, os refrigerantes e os fritos, são frequentemente considerados pelos doentes e pelos médicos como a causa ou o agravamento da acne. A relação entre a alimentação e a acne continua a ser controversa.[7]

A ligação entre a acne e a carga glicémica foi inicialmente sugerida pela prevalência da acne, que é baixa nas sociedades não ocidentalizadas e elevada nas dietas ocidentalizadas.[13] A hiperinsulinemia associada à dieta pode também contribuir para a acne, estimulando a produção de androgénios.[7,26]

O leite contém androgénios, estrogénios, progesterona e precursores de androgénios que podem agravar a acne. O leite gordo contém mais estrogénios do que o leite magro, razão pela qual os estrogénios têm um efeito protetor sobre a acne.[13,26]

4.1.8 Consequências psicossociais da acne

Há muito que se postula a influência causal do stress emocional devido a acontecimentos de vida stressantes no desenvolvimento da acne.[14] Nos doentes com acne, os exames podem levar a um agravamento da doença. As alterações na gravidade da acne estão fortemente correlacionadas com o aumento do stress.[7,10] Os conhecimentos actuais indicam que o stress central ou atual pode de facto influenciar a regulação do feedback que desempenha um papel no desenvolvimento da inflamação clínica na acne.[14] A acne provoca embaraço, depressão, baixa auto-confiança, frustração, retraimento social e raiva.[10,14]

As comparações com outras doenças crónicas mostraram que o nível de incapacidade social, psicológica e emocional é semelhante ao dos doentes com doenças mais "graves", como a asma, a epilepsia, a diabetes ou a artrite.[14]

4.1.9 Tipos de acne

É importante saber exatamente qual o tipo de acne que o doente tem, uma vez que cada tipo é tratado de forma diferente. Esta é uma razão comum pela qual muitos tratamentos para a acne falham. O que funciona bem para uma pessoa pode não funcionar de todo para outra. O tratamento da acne tem de ser adaptado a cada tipo de acne.[27,71]

Normalmente classificados como[7,27]

1. Não inflamável
2. Inflamatório

Dependendo do grau de gravidade[71]

1. Mais pequeno
2. Doce
3. Moderado
4. Pesado
5. Doença nodulocística grave

Outros tipos

1. Acne fulminante
2. Reverter a acne
3. Acne hormonal
4. Acne conglobata
5. Foliculite Gram-negativa
6. Acne vascular
7. Acne tropical
8. Acne mecânica
9. Acne profissional
10. Acne neonatal
11. Acne na infância
12. Pomada para acne
13. Acne-Excoria
14. Acne cosmética
15. Erupção cutânea nodular

Acne não inflamatória

Caracteriza-se normalmente por um aspeto baço e indolente, pontos negros e brancos, excesso de oleosidade, congestão dos tecidos e a pele não é geralmente sensível ou reactiva.[7,27]

Acne inflamatória

Os sintomas típicos incluem vermelhidão da pele, pústulas, pontos negros, nódulos e quistos, e a pele é geralmente sensível aos produtos.[7,27]

Acne ligeira

Pele quase limpa, sem comedões pretos ou brancos e sem mais do que uma pápula ou pústula.[71]

Acne ligeira

A acne de grau I é a forma menos grave de acne.[71] Podem aparecer pequenas pápulas, mas são pequenas, só aparecem muito ocasionalmente e em pequeno número (uma ou duas). Existem pontos negros, pontos brancos e miliárias. Por vezes em grande número, mas na acne de grau I não há inflamação. Aparece frequentemente no início da adolescência, especialmente no nariz e na testa. Muitos adultos também sofrem de acne de grau I, que se manifesta sob a forma de pontos negros no nariz e na testa. As miliárias encontram-se frequentemente à volta dos olhos e no queixo.[71]

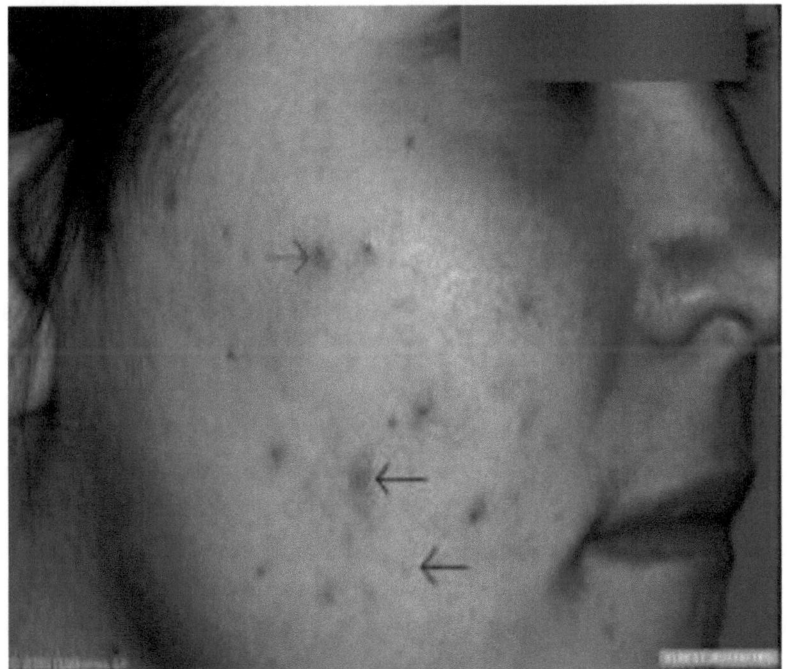

Figura 6: <u>Acne vulgar ligeira</u>

Acne moderada

Também conhecida como acne de grau II.[71] Os pontos negros e as miliárias estão geralmente presentes em maior número. Nesta fase, as pápulas e as pústulas são mais numerosas. Aparecem com mais frequência. Atualmente, é visível uma ligeira inflamação da pele. Na puberdade, a acne pode espalhar-se do nariz e da testa para outras partes do rosto. A acne pode também afetar o peito e os ombros e, por vezes, surgem crises nas costas, sobretudo nos homens. Nas mulheres adultas, os surtos são mais frequentes nas bochechas, no queixo e na linha do maxilar, especialmente pouco antes e durante o ciclo menstrual.[71]

Acne grave

A principal diferença entre a acne de grau II e a de grau III é o grau de inflamação. A pele está vermelha e inflamada. Desenvolveram-se mais pápulas e pústulas e aparecem nódulos.[71] No grau III, são normalmente afectadas outras partes do corpo, como o pescoço, o peito, os ombros, a parte superior das costas e o rosto.[71]

Acne nodulocítica grave

A forma mais grave de acne, também conhecida como grau IV.[71] A pele apresenta numerosas pápulas, pústulas e nódulos, bem como quistos. A inflamação e a erupção são muito pronunciadas e muito dolorosas. A acne desta gravidade estende-se normalmente para além do rosto e pode envolver todo o dorso, o peito, os ombros e a parte superior dos braços.[71] A infeção é profunda e generalizada. Quase todas as formas de acne quística provocam cicatrizes.[27]

Acne-Excoria

Tem uma origem neurológica. Ocorre principalmente em raparigas adolescentes e mulheres jovens e é uma doença de pele auto-infligida em que o doente puxa compulsivamente as lesões de acne reais ou imaginárias.[72] Muitas vezes, um problema pessoal ou psicológico está na origem desta condição.[73] A evidência de erosões lineares indica auto-mutilação. Este traumatismo persistente pode levar à formação de cicatrizes. O tratamento é geralmente difícil. Os doentes devem ser aconselhados a não se depilarem. Se estiverem presentes lesões de acne activas, deve ser adoptada uma abordagem de tratamento agressiva. Se o número de lesões inflamatórias for reduzido, haverá menos borbulhas, o que terá um efeito psicológico positivo. O tratamento tópico irrita a pele e agrava o problema. Nos doentes praticamente sem manchas de acne, devem ser utilizados antipsicóticos com apoio psicoterapêutico.[73]

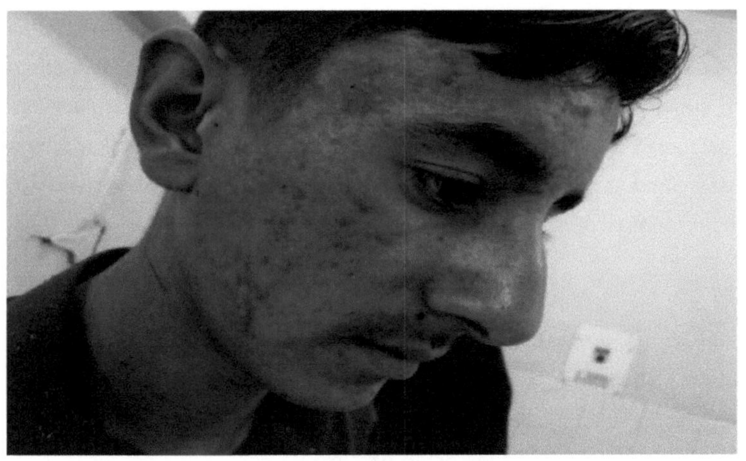

Figura 7: <u>Acne cistonodular</u>

Acne cosmética

A acne cosmética é diretamente causada por produtos de maquilhagem que contêm ingredientes que obstruem os poros ou comedogénicos.[10] Este tipo de acne caracteriza-se geralmente pelo aparecimento de numerosos pontos brancos acompanhados ocasionalmente de pápulas ou pústulas. A utilização de produtos que contêm ingredientes comedogénicos pode provocar acne. Ingredientes como a lanolina, o petrolato, certos óleos vegetais, o estearato de butilo, o álcool laurílico e o ácido oleico são comedogénicos.[61] É necessário tratamento.

Pomada para acne

As pomadas são preparações oleosas utilizadas para alisar os cabelos encaracolados. São mais frequentemente utilizadas pelos africanos. A erupção cutânea assemelha-se a acne cosmética e consiste principalmente em numerosas lesões não inflamadas à volta da testa e noutras áreas em contacto com pomadas oleosas.[74]

Acne neonatal

A acne pode aparecer à nascença ou pouco tempo depois, principalmente sob a forma de lesões comedonais nas bochechas, com algumas lesões inflamatórias.[17] Normalmente, desaparece espontaneamente, mas pode deixar cicatrizes. Resulta da estimulação transplacentária das glândulas supra-renais, uma vez que a maioria das pessoas afectadas tem níveis elevados de androgénios no plasma. Pensa-se que o mecanismo subjacente está relacionado com a hiperatividade das glândulas sebáceas, estimuladas por androgénios neonatais provenientes dos testículos nos rapazes e das glândulas supra-renais nas raparigas. Nos casos de acne neonatal, pode ser necessário um retinoide sistémico.[17]

Acne em bebés

Menos comum, surge normalmente entre os 3 e os 6 meses de idade, mas também foi observada aos 16 meses. Os bebés do sexo masculino são mais frequentemente afectados e pode haver uma história de acne grave num ou mais pais. A acne pode persistir até aos 5 anos.[75] As lesões estão geralmente confinadas às bochechas. Clinicamente, a acne comedonal está em primeiro plano, mas podem também aparecer pápulas, pústulas e nódulos, bem como cicatrizes. Em casos raros, pode ser observada acne conglobal associada a nódulos e seios inflamatórios. Pensa-se que o mecanismo subjacente está relacionado com a hiperatividade das glândulas sebáceas, estimulada por androgénios neonatais provenientes dos testículos nos rapazes e das glândulas supra-renais nas raparigas. O tratamento é idêntico ao da acne do adulto, mas as tetraciclinas não devem ser utilizadas, pois têm efeitos adversos.[76]

Acne mecânica

Este termo engloba um grupo misto de condições em que a acne aparece no lugar de um traumatismo físico, como se pode ver no padrão das lesões. Um exemplo é o fiddle neck, que aparece no pescoço dos violinistas e também se caracteriza pela presença de liquenificação e pigmentação. As fitas para a cabeça e as tiras apertadas dos soutiens são outras causas.[27] Nos doentes adolescentes que permanecem acamados durante longos períodos, por exemplo após uma fratura do fémur numa unidade ortopédica, pode ocorrer um surto de acne, conhecido como acne da imobilidade. Este facto deve-se provavelmente a uma alteração do ambiente cutâneo, que pode favorecer a colonização bacteriana do canal cutâneo. O tratamento consiste em eliminar o fator causal.[27]

Acne profissional

É causada pelo contacto da pele com produtos químicos e outros irritantes no local de trabalho. A incidência da acne profissional diminuiu nos últimos anos devido à melhoria dos métodos de trabalho na indústria.[30] As substâncias que causam a acne profissional têm um efeito comedogénico direto. Alguns dos casos mais graves de acne profissional ocorrem em pessoas expostas a hidrocarbonetos halogenados, que causam uma forma grave e persistente de acne conhecida como cloracne. A cloracne foi notificada após a exposição a uma série de produtos químicos relacionados com condutores e isoladores eléctricos, fungicidas, pesticidas, conservantes de madeira e herbicidas.[77] Provocam uma reação hiperproliferativa do epitélio com metaplasia epidérmica dos ductos das glândulas sebáceas, seguida de atrofia destas glândulas. Outras substâncias susceptíveis de causar acne profissional são o alcatrão, que provoca comedões, e o óleo mineral, que provoca tanto comedões como foliculite. As manchas de acne profissional só aparecem nas partes da pele que estiveram em contacto direto com produtos químicos ou substâncias irritantes, que normalmente só se encontram no local de trabalho. Alguns casos de acne profissional desaparecem espontaneamente, desde que não se evite mais a exposição à substância responsável, enquanto noutros casos, como a acne causada pelo cloro, pode ser necessário um tratamento intensivo da acne durante semanas ou meses.[77]

Acne tropical

A acne tropical é uma doença de pele que ocorre em climas quentes e húmidos, como os dos trópicos. Provoca acne eruptiva no rosto, costas, pescoço e peito. Pode ser muito desagradável, irritante e até dolorosa e, nalguns casos, difícil de eliminar. Pensa-se que a hidratação dos poros do canal lacrimal pode aumentar a obstrução do canal lacrimal.[27]

Acne conglobata

A acne conglobata é uma forma rara e invulgarmente grave de acne. Caracteriza-se pela proliferação de abcessos contíguos e cicatrizes irregulares (quelóides e atróficas), resultando frequentemente em desfiguração significativa. Os comedões ocorrem frequentemente em grupos e os quistos contêm material seropurulento malcheiroso que, frequentemente, extravasa após a drenagem. Os nódulos encontram-se normalmente no peito, ombros, nádegas, costas, braços, coxas e rosto.[78] A acne conglobata pode desenvolver-se na sequência de um agravamento súbito da acne papular ou pustulosa ativa existente ou ser uma recorrência de acne que esteve adormecida durante muitos anos. Os factores desencadeantes incluem androgénios, esteróides anabolizantes e exposição a hidrocarbonetos aromáticos halogenados.[78]

Associada à síndrome SAPHO, artrite, síndrome de Papas, pioderma gangrenoso e amilodose renal. As anomalias cromossómicas no cariótipo XYY podem ser responsáveis por acne conglobata grave.[79,80]

Os nódulos da acne conglobata são suculentos, tenros e em forma de cúpula. Aumentam de tamanho, rompem-se e libertam pus. Muitas vezes fundem-se para formar formas invulgares com vários centímetros de comprimento. Começam no início da puberdade. Os estafilococos coagulase-positivos são isolados das lesões. À medida que os nódulos se desintegram, podem formar-se crostas sobre uma úlcera profunda que se estende para o centro, mas que tende a cicatrizar no centro. Este processo é tenaz e a cicatrização é lenta. Os pontos negros são outra caraterística da doença. Aparecem em grupos no pescoço ou no tronco e, por vezes, afectam a parte superior dos braços ou as nádegas.[78]

O tratamento de eleição para a acne conglobata é a isotretinoína 0,5-1 mg/kg durante 4-6 meses.[81] Se forem utilizados simultaneamente esteróides sistémicos como a prednisona 1 mg/kg/d durante 2-4 semanas, especialmente se forem observados sintomas sistémicos. As alternativas incluem tetraciclinas orais, minociclinas ou doxiciclina.[81] Para os casos resistentes, recomenda-se a dapsona 50-150 mg/d.[81] É frequentemente necessário apoio emocional. Pode ser efectuada uma excisão cirúrgica, triamcinolona intralateral, crioterapia e aspiração.[82]

Acne fulminante

Também conhecida como acne maligna. As principais características desta doença são o aparecimento súbito de acne grave e purulenta, acompanhada de febre, poliartrite e falta de reação a

tratamento antibacteriano.[83] A resposta ao desbridamento combinado com terapia esteroide é boa. Pode ser a manifestação dermatológica da síndrome de sinovite-acne-pustulose-hiperostose-osteíte (SAPHO) .[79] A acne fulminante é uma doença sistémica induzida imunologicamente, em que o antigénio desencadeante provém provavelmente do Propionibacterium acnes.[15] Níveis elevados de testosterona no sangue podem desempenhar um papel importante no desenvolvimento da acne fulminante. Concentrações elevadas de testosterona e esteróides anabolizantes levam a um aumento da excreção de sebo e a um aumento do número de P. acne. Pode tratar-se de uma reação de hipersensibilidade de tipo 3 ou 4. Afecta principalmente homens jovens entre os 13 e os 22 anos com antecedentes de acne.[15, 83]

Numerosos nódulos inflamatórios no tronco. Os nódulos grandes tendem a evoluir para úlceras dolorosas com margens transbordantes, rodeando placas necróticas exsudativas confluentes; no entanto, não são visíveis comedões e quistos não inflamatórios. Também podem ser visíveis nódulos eritematosos neovasculares.[83] Os doentes podem adotar uma postura curvada e a poliartrite pode tornar a marcha dolorosa. A artralgia inflamatória pode afetar uma ou mais articulações, especialmente a anca, o joelho e a coxa.[15, 83]

O tratamento recomendado para a acne fulminante é uma combinação de esteróides orais e isotretinoína. Os esteróides orais são introduzidos gradualmente e reduzidos ao longo de um período de 6 semanas. A isotretinoína deve ser introduzida após 4 semanas numa dose inicial de 0,25 mg/kg por dia e aumentada gradualmente.[84] A resposta aos antibióticos de largo espetro é fraca.[84]

Erupção cutânea acneiforme / induzida por medicamentos

Clinicamente, a acne induzida por medicamentos apresenta-se como pápulas e pústulas inflamatórias monomórficas com pouca ou nenhuma evidência de comedões.[85] Na acne vulgar, por outro lado, existem erupções polimorfas.[7, 27] O rosto e a parte superior do tronco são os mais frequentemente afectados. O intervalo entre o aparecimento do surto acneiforme e o início do tratamento depende do medicamento utilizado.[85]

A acne esteroide aparece como papulopústulas monomórficas, principalmente no tronco e nas extremidades, sendo a face menos afetada.[29] Ocorre frequentemente após a administração de corticosteróides sistémicos, incluindo corticosteróides intravenosos. Os corticosteróides tópicos ou inalados podem causar uma erupção acneiforme na área onde a preparação tópica é aplicada ou, no caso dos esteróides inalados, à volta do nariz ou da boca. Os androgénios, incluindo os esteróides anabolizantes e as gonadotrofinas, podem causar acne, sobretudo nos atletas. A erupção cutânea desaparece geralmente após a interrupção do esteroide e pode responder ao tratamento habitual da acne.[29]

A exposição a compostos de hidrocarbonetos aromáticos halogenados, como as dioxinas cloradas e os dibenzofuranos, através da inalação, ingestão ou contacto direto com alimentos contaminados, provoca uma erupção cutânea com comedões e quistos polimorfos, conhecida como cloracne. Outros sintomas cutâneos concomitantes podem incluir xerose e alterações na pigmentação. Os produtos químicos que contêm iodeto e brometo também podem desencadear uma erupção cutânea acneiforme semelhante à acne esteroide, mas a erupção induzida pelo iodeto pode ser mais extrema.[77]

Foram notificados casos de crises acneiformes foliculares em doentes com cancro tratados com inibidores dos receptores anti-EGF. Outros tipos de medicamentos podem também provocar crises de acne: corticotrofina, nistatina, isoniazida, itraconazol, hidroxicloroquina, naproxeno, mercúrio, amineptina, que provoca poucas lesões inflamatórias e a maioria lesões comedonais, os antipsicóticos olanzapina e lítio, quimioterapia, etc.

Erupção cutânea acneiforme / Outras causas

As erupções semelhantes à acne ocorrem como resultado de infecções e doenças genéticas. Estas incluem nevus comedonais, quistos pilosos eruptivos, esclerose tuberosa, foliculite gram-negativa, foliculite pustular eosinofílica, foliculite pitirospórica, coccidioidomicose, sífilis secundária, esporotricose, rosácea e dermatite perioral. As lesões podem ser papulopustulares, nodulares ou quísticas, mas não se apresentam clinicamente como comedões.[87-93]

Os quistos pilosos eruptivos são pápulas cor de carne que aparecem normalmente no rosto, peito, pescoço, coxas, virilhas, nádegas e axilas.[93] Representam uma anomalia dos folículos pilosos velus e podem ter uma origem hereditária. O Naevus comedonicus é uma anomalia de desenvolvimento rara que se manifesta como comedões abertos agregados. Consiste em folículos dilatados que estão bloqueados por queratina.[90] A foliculite por Pityrosporum é outra foliculite infecciosa causada por uma reação do hospedeiro à levedura Malassezia furfur, que é um organismo comensal normal da pele humana. Ocorre principalmente no tronco e nas extremidades superiores de adolescentes e adultos jovens. É pruriginosa, não contém comedões e responde ao tratamento antifúngico empírico.[89] A foliculite pustulosa eosinofílica é uma doença de etiologia desconhecida, que se pensa ser devida a hipersensibilidade alérgica. Apresenta-se como erupções papulopustulosas recorrentes e pruriginosas na face, tronco e extremidades. A eosinofilia está presente no sangue.[92] Na sífilis secundária, podem aparecer pápulas, pústulas, nódulos e algumas lesões crostosas na face, no tronco e nas extremidades.[87] A coccidioidomicose cutânea apresenta-se sob a forma de pápulo-pústulas, nódulos ou placas que podem eventualmente ulcerar e formar crostas.

Reverter a acne

A hidradenite supurativa, também conhecida como acne inversa, é uma doença inflamatória grave da pele que se manifesta por pontos negros e nódulos vermelhos e dolorosos cheios de pus, que podem persistir durante semanas ou mesmo meses. É certamente uma das doenças mais dolorosas e graves, que muitos doentes têm dificuldade em gerir, tanto física como psicologicamente. Trata-se de uma doença crónica de um tipo particular de glândula sudorípara, conhecida como glândula apócrina, e caracteriza-se por sintomas semelhantes aos da acne. Os abcessos afectam as axilas, as virilhas, a parte interna das coxas e a região anal.[94]

Foliculite Gram-negativa

Surge como uma complicação da antibioterapia oral prolongada e, mais raramente, da antibioterapia tópica para o tratamento da acne. Clinicamente, caracteriza-se pelo aparecimento súbito de múltiplas pequenas pústulas foliculares e, por vezes, de lesões nodulares, geralmente localizadas na região perioral ou perinasal. É causada por uma proliferação de organismos gram-negativos, tais como Klebsiella, Escherichia coli, Proteus ou Pseudomonas aeruginosa. Estes organismos gram-negativos expulsam a flora gram-positiva da pele do rosto e das membranas mucosas. Interromper a terapia antibiótica atual para tratamento.[91]

Acne vascular

Em alguns doentes que anteriormente tinham acne ligeira, surgiram subitamente lesões vascularizadas graves, semelhantes ao pioderma gangrenoso, com cicatrizes. O mecanismo desta acne é provavelmente uma reação imunológica ao *P. acnes*. Estes doentes não respondem apenas à isotretinoína oral, mas podem ser tratados até certo ponto com esteróides orais e azatioprina.[95]

Acne hormonal / endócrina

A acne endócrina é reservada para os casos acompanhados de sinais e sintomas claros de doença endócrina, como a doença de Cushing, a síndrome adrenogenital congénita de início tardio, a síndrome dos ovários poliquísticos e os tumores adrenais.[2,9] A SOP é a causa mais comum de acne endócrina.[2,3] Esta acne é geralmente mais grave, acompanhada de seborreia acentuada, pode surgir subitamente e é frequentemente resistente ao tratamento.[3] Todas estas doenças endócrinas estão associadas a níveis elevados de androgénios. As manifestações cutâneas do aumento dos níveis de androgénios incluem hirsutismo, acne, seborreia, alopecia, obesidade, oligomenorreia e acantose nigricans.[2,3] A estimulação androgénica das glândulas sebáceas é um dos principais factores do aparecimento da acne.[32,37] A enzima 5-alfa-redutase converte a testosterona em dihidrotestosterona, um androgénio mais potente. Níveis elevados de hormonas como a testosterona e a dihidrotestosterona levam a uma diminuição da globulina de ligação às hormonas sexuais, que desempenha um papel fundamental no desenvolvimento da acne. Os androgénios podem ser formados por uma via de síntese de novo a partir do colesterol em testosterona e dihidrotestosterona (DHT). A DHT é convertida a partir da testosterona pela ação da 5a-redutase e ambas se ligam ao mesmo recetor de androgénio. Tanto a testosterona como a DHT mostraram um efeito estimulante na proliferação de sebócitos e na hiperproliferação de queratinócitos nesta área, levando à formação de microcomedões.[32,35]

Se as doentes com acne não apresentarem outras características de hiperandrogenismo, não há necessidade de procurar uma endocrinopatia.[1,2,4] A maioria dos doentes com acne não apresenta outras características clínicas da síndrome PCO, que consiste em hirsutismo, infertilidade relativa ou menstruação irregular.[2] A hiperplasia suprarrenal de início tardio devida a uma deficiência parcial de 21-hidroxilase deve ser considerada em doentes com problemas persistentes de acne e raramente pode causar acne grave em rapazes.[9] Os testes de base adequados devem incluir a medição da testosterona total, SHBG, androstenediona, dehidroepiandrosterona (DHEA), prolactina, hormona folículo-estimulante (FSH) e hormona luteinizante (LH).[1-5] Idealmente, os níveis hormonais devem ser determinados no início do ciclo menstrual, durante a fase folicular.[1-5] Se houver suspeita de hiperplasia suprarrenal congénita de início tardio, é necessário um nível de cortisol de 09.00. Os níveis séricos de sulfato de dehidroepiandrosterona são utilizados para identificar a fonte suprarrenal da produção excessiva de androgénios.[1] Níveis séricos elevados de testosterona total indicam uma fonte ovariana de excesso de androgénios. A testosterona sérica elevada e um rácio LH-

FSH elevado são observados na SOP.[2]

4.1.10 Classificação da gravidade da acne

A gravidade da acne pode ser classificada através de uma escala, da contagem das lesões e de métodos fotográficos. A escala inglesa GEA para classificar a acne é exacta, reprodutível, rápida e fácil de utilizar. A técnica de contagem é mais adequada para estudos clínicos. As fotografias podem ser tiradas para criar registos precisos e viáveis dos indivíduos.

No meu estudo, a acne é classificada como ligeira, leve e moderada de acordo com a escala Global Acne Assessment (GAA).[71]

Escala GEA inglesa

0   LimpoSem   lesões. Podem ser visíveis pigmentação e eritema residuais.

1   LigeiroPoucas lesões. Alguns comedões abertos   ou   fechados dispersos.

---

2   LigeiraFácil de reconhecer: *menos de metade do rosto é afetado*.
Alguns comedões abertos ou fechados e algumas pápulas e pústulas.

3   Moderado *Mais de metade do rosto está afetado.* Muitas pápulas e pústulas, muitos comedões abertos ou fechados. Pode estar presente um nódulo.

4   Grave *Toda a face é afetada*, coberta por numerosas pápulas e

Pústulas, comedões abertos ou fechados e nódulos.

Zona do tórax definida como

O tronco anterior é delimitado superiormente pela incisura supraesternal, que se prolonga lateralmente até aos ombros, e inferiormente por uma linha horizontal definida pela apófise da espada.

Área dorsal definida como

As partes superiores dos ombros, estendendo-se até à nuca, e as partes inferiores nos bordos das costelas.

4.1.11 Diagnóstico diferencial

1. Rosácea
2. Dermatite perioral
3. Foliculite
4. Milia
5. Esclerose tuberosa de Bourneville
6. Acne agminata
7. Dermatite herpetiforme
8. Erupção cutânea acneiforme
9. Sarcoma micropapular
10. Acne necrótica
11. Pioderma facial

Os doentes com rosácea são geralmente mais velhos do que os doentes com acne. Afecta principalmente o terço central do rosto, enquanto a acne está geralmente mais disseminada no rosto, pescoço, costas e peito. É constituída por pápulas, pústulas e telengectasias. Não existem comedões, quistos ou cicatrizes. Provoca vermelhidão facial que é desencadeada pelo calor, alimentos picantes ou álcool. Os doentes com rosácea também podem ser afectados nos olhos, mas só raramente apresentam a doença troncular [96].
lesões.[96]

As milas são pequenos quistos de queratina que podem ser confundidos com pontos brancos. São geralmente mais brancos do que as espinhas acneicas, não têm punctum central e são mais frequentemente encontrados à volta dos olhos.[97]

A dermatite perioral apresenta-se sob a forma de vermelhidão e pequenas pápulas à volta da boca, nas pregas nasolabiais e, por vezes, nas pálpebras inferiores. Pode ter características eczematosas ou acneiformes, mas é seca e não tem comedões.[98]

A foliculite pode ser acompanhada por lesões pustulosas semelhantes à acne. As amostras revelam geralmente a presença de Staphylococcus aureus. A foliculite por Pityrosporum aparece na parte superior do tronco sob a forma de manchas superficiais moderadamente mal demarcadas, entre as quais se encontram dispersas numerosas pápulas ou pústulas. Causada por uma levedura, Malasesia furfur. Aparece frequentemente em adultos jovens.[89]

A acne agminata aparece como pápulas múltiplas, castanho-avermelhadas, simétricas e monomórficas no queixo, testa, bochechas e pálpebras. As lesões podem estar agrupadas à volta da boca ou nas pálpebras. À diascopia, as lesões podem parecer de cor amarelo-maçã. Esta erupção cutânea desaparece completamente após alguns meses ou até dois anos. Em alguns casos, formam-se cicatrizes. Há relatos de tratamento eficaz com esteróides e isotretinoína.[99]

As lesões da esclerose tuberosa são pápulas relativamente monomórficas que têm frequentemente um aspeto acastanhado.[88]

O pioderma facial afecta principalmente as mulheres adultas. Caracteriza-se por uma erupção súbita e grave de pústulas e inchaços quísticos que podem estar ligados por seios. O eritema e o edema pronunciados estão normalmente presentes. Os comedões estão normalmente ausentes. A erupção cutânea está geralmente confinada à face, afectando as bochechas, o queixo, o nariz e a testa. Podem ocorrer formas localizadas, limitadas às bochechas, à linha do maxilar ou ao queixo.[100]

A acne necrótica está associada a comichão e cicatrizes semelhantes a borbulhas. Aparece normalmente no tronco. A biopsia revela foliculite linfocítica necrosante. Pode ser confundida com acne excoriana grave, mas a resposta à isotretinoína pode ser excelente.

A erupção acneiforme dos medicamentos tem um aspeto monomórfico em comparação com o aspeto polimórfico da acne vulgar. Não existem comedões. Pode ser causada por medicamentos, hormonas ou tumores da suprarrenal.[101]

4.1.12 Tratamento da acne

Princípios básicos do tratamento da acne

- O objetivo do tratamento da acne é controlar a atividade da doença e limitar a reação inflamatória na camada da pele antes que esta danifique as estruturas cutâneas. Isto ajuda a prevenir as cicatrizes da acne.[102]

- Não existe um tratamento único e eficaz para todos os tipos de acne. O tratamento varia consoante o tipo, a gravidade e a extensão dos surtos de acne. Há uma série de tratamentos sistémicos e tópicos comprovados que podem controlar eficazmente a acne.[65,102]

- É necessário um tratamento de manutenção para evitar a recorrência da acne.[24,102]

- Após o início do tratamento, pode demorar entre 2 e 16 semanas para que o surto de acne fique sob controlo.[24,65]

- A duração do tratamento necessário varia de pessoa para pessoa.[27]

- A duração do tratamento depende do tipo e da gravidade da acne.[27]

- A maioria dos dermatologistas recomenda o tratamento inicial com isotretinoína oral se houver uma história familiar de cicatrizes de acne e surtos graves de acne comedonal ou inflamatória.[84]

- Os medicamentos tópicos, nomeadamente os retinóides, podem provocar um surto de acne na fase inicial do tratamento. Nestes casos, não é necessário interromper ou modificar o tratamento.[7,102]

- A acne pode ser tratada eficazmente, mesmo que a reação seja por vezes lenta.

- Evitar condições de humidade excessiva, como trabalhar numa cozinha sem ventilação ou em zonas tropicais.

- Não é recomendado fumar, uma vez que a nicotina aumenta a retenção de sebo e promove a comedogénese.[102]

- A aplicação de óleos e produtos cosméticos na pele afetada deve ser reduzida ao mínimo.[10]

- Os tratamentos de pele abrasivos podem agravar a acne, quer seja inflamatória ou não.[102]

- As pessoas que sofrem de acne não devem coçar ou puxar as borbulhas.[7,14]

- A luz solar filtrada através dos vidros das janelas pode ajudar a melhorar a acne.[10]

O tratamento da acne pode ser farmacológico ou não farmacológico. Como a acne é uma doença crónica, o tratamento farmacológico pode ser dividido em duas fases

*   Terapia de indução

    Terapia de manutenção

Os tratamentos não farmacológicos incluem terapias físicas como o laser, a fototerapia, os peelings químicos, a dermoabrasão e a remoção de pontos negros. No entanto, não constituem a base do tratamento da acne.

Modelo de resistência aos antibióticos

Durante muitos anos, a terapêutica com antibióticos tem sido a base do tratamento da acne. No entanto, com o uso prolongado, pode desenvolver-se resistência aos antibióticos, levando ao fracasso do tratamento. O padrão de resistência varia de um antibiótico para outro. Na maioria dos estudos, a taxa de resistência à eritromicina foi a mais elevada, seguida da clindamicina.[24]

Tabela 1: <u>Taxas de resistência de diferentes antibióticos no tratamento da acne</u>

ANTIBIÓTICOS	TAXA DE RESISTÊNCIA
Eritromicina	4.0 - 92.0%
Clindamicina	4.0 - 95.0%
Tetraciclina	0 - 29.9%
Minociclina	0 - 0.6%
Doxiciclina	0 - 9.5%
Co-trimoxazol	0 - 21.7%

Terapia de indução

O objetivo desta fase do tratamento é eliminar a acne ou controlar a inflamação ativa, e pode ser conseguido através da utilização de produtos tópicos ou sistémicos.

Tratamento tópico

A terapêutica tópica é a base do tratamento da acne ligeira, mas também da acne moderada, em que predominam os comedões. Desempenha um papel importante na indução da remissão e também nas fases de manutenção do tratamento. Existem muitos tipos diferentes de preparações. Os mais utilizados são o peróxido de benzoílo (BPO) tópico, os retinóides e os antibióticos, o ácido azeílico e o ácido salicílico. Os agentes mais recentes são preparações fixas que combinam estes agentes.

Peróxido de benzoílo tópico (BPO)

O BPO é um peróxido orgânico que actua como um agente bactericida, anti-inflamatório e queratolítico eficaz. A utilização deste agente não tem sido associada ao desenvolvimento de resistência bacteriana.[102] A BPO tópica reduz eficazmente tanto as lesões inflamatórias como as não inflamatórias. As taxas de redução de lesões obtidas com 8 a 12 semanas de tratamento variaram de 42% a 58% para lesões inflamatórias e de 30% a 58% para lesões não inflamatórias.[103]

Retinóides tópicos

Os retinóides tópicos são derivados sintéticos da vitamina A (retinol). Ligam-se aos receptores do ácido retinóico e têm propriedades anti-comedogénicas, anti-inflamatórias e comedolíticas. São eficazes no tratamento da acne vulgar ligeira a moderada, tanto nas lesões inflamatórias como nas não inflamatórias. Provocam uma inversão da hiperqueratinização no interior do canal folicular. Esta ação inibe igualmente o desenvolvimento de microcomedões e de lesões não inflamadas, resultando em condições menos anaeróbias com um número reduzido de P. acnes, tornando o microambiente menos favorável ao crescimento do organismo.

Tretinoína tópica

A tretinoína tópica é o primeiro retinoide tópico utilizado no tratamento da acne. As taxas de redução das lesões obtidas com o tratamento com tretinoína tópica durante 8 a 12 semanas variam entre 42% e 72% para as lesões inflamatórias e entre 33% e 70% para as lesões não inflamatórias.[104] A tretinoína tópica está disponível em diferentes concentrações (0,025%,   0,05% e 0,1%) e formulações. No entanto, há indicações em que níveis mais elevados

A concentração de tretinoína tópica conduz a uma maior eficácia, o que é controverso. Os efeitos adversos da tretinoína tópica, como o eritema, a secura, a descamação, o formigueiro/queimadura e o prurido, são geralmente ligeiros e transitórios.[104]

Adapaleno tópico

O adapaleno tópico é um derivado do ácido naftoico, que é um análogo retinoide seletivo do recetor. As taxas de redução das lesões obtidas com o tratamento tópico com adapaleno com uma duração de 3 a 12 semanas são melhores para as lesões não inflamatórias.[103,105] Os efeitos adversos do adapaleno tópico incluem eritema, secura, descamação, ardor e prurido. Na maioria das vezes, os efeitos secundários são ligeiros. Os olhos, lábios e membranas mucosas devem ser evitados.[105]

Isotretinoína tópica

A isotretinoína tópica (ácido 13 cis-retinóico) é um retinoide sintético, não seletivo dos receptores. Está disponível sob a forma de creme ou gel a 0,05% e de creme a 0,1%. As taxas de redução de lesões obtidas com um curso de 12 semanas de isotretinoína tópica variam entre 57% e 77% para lesões inflamatórias e entre 68% e 78% para lesões não inflamatórias.[106] A isotretinoína tópica a 0,05% e a 0,1% são igualmente eficazes.[104] Os efeitos secundários da isotretinoína tópica são geralmente ligeiros, tais como eritema, descamação, ardor, picadas e prurido.[106]

Tazaroteno tópico

O tazaroteno tópico é um retinoide seletivo do recetor. Está disponível sob a forma de gel ou creme em concentrações de 0,05% ou 0,1%.[107] As reacções adversas ao tazaroteno tópico são geralmente ligeiras e consistem em eritema, secura, descamação, ardor e prurido.

Antibióticos tópicos

Os antibióticos tópicos são úteis no tratamento das lesões inflamatórias ligeiras a moderadas da acne. A clindamicina e a eritromicina tópicas são os antibióticos mais frequentemente prescritos, uma vez que são eficazes e relativamente bem tolerados. A utilização de antibióticos tópicos em monoterapia deve ser evitada, a fim de prevenir a resistência bacteriana.[108]

Clindamicina tópica

A clindamicina tópica é eficaz tanto em lesões inflamatórias como não inflamatórias.[104] A clindamicina tópica reduziu eficazmente as lesões inflamatórias em 54,9% após 12 semanas de tratamento. A eficácia sob a forma de gel, loção ou solução foi semelhante. Os efeitos adversos, como eritema, descamação, secura, descamação, ardor e prurido, são ligeiros e transitórios.[104]

Eritromicina tópica

A eritromicina tópica é eficaz na redução de lesões inflamatórias e não inflamatórias. As taxas de redução significativa das lesões obtidas após 6 a 12 semanas de tratamento variaram entre 42% e 74% para as lesões inflamatórias e entre 25% e 74% para as lesões não inflamatórias.[104,109]

Ácido azelaico tópico (AA)

O ácido azelaico é um ácido dicarboxílico natural com propriedades comedolíticas, antimicrobianas e anti-inflamatórias. Aplicado topicamente, resulta numa redução de 60,6% do número total de lesões em seis semanas.[110] É eficaz na redução das lesões inflamatórias e não inflamatórias.

Dapsona tópica

A dapsona tópica tem um mecanismo de ação sobre a acne semelhante ao da dapsona oral. Tem propriedades antimicrobianas e anti-inflamatórias. A dapsona tópica é eficaz no tratamento da acne ligeira a moderada e reduz tanto as lesões inflamatórias como as não inflamatórias. A dapsona tópica é bem tolerada durante um período máximo de 12 meses.[111,112] Os efeitos secundários comuns incluem secura, erupção cutânea, queimaduras solares, ardor, eritema e prurido.

Ácido salicílico (SA) tópico

SA é um agente queratolítico com um historial comprovado no tratamento do acne ligeiro a moderado. Tem efeitos comedolíticos e antimicrobianos. O ácido salicílico tópico reduz eficazmente a acne inflamatória e não inflamatória.[113] Os efeitos secundários, como comichão, ardor, picadas, descamação e eritema, são mínimos.[104,113]

Enxofre tópico e sua combinação

O enxofre é utilizado há muito tempo no tratamento da acne. Tem propriedades anti-inflamatórias e ligeiramente queratolíticas. Os efeitos secundários incluem uma ligeira secura e comichão temporária.[114]

Combinação tópica fixa

As terapias combinadas sólidas são um novo remédio para a acne. As preparações combinadas à base de peróxido de benzoílo tópico, retinóides ou antibióticos são mais eficazes do que qualquer produto utilizado isoladamente.

Eritromicina tópica com BPO (EBP)

A EBP é eficaz tanto para lesões inflamatórias como para lesões não inflamatórias.[104]

Clindamicina tópica com tretinoína

A clindamicina tópica (1%) com tretinoína (0,025%) em hidrogel mostra melhor eficácia do que a clindamicina, a tretinoína e o veículo isoladamente. Os efeitos adversos são menores e bem tolerados.[115]

Conselhos práticos sobre agentes tópicos

- Aplicar uma camada fina em todas as zonas vulneráveis

- Os retinóides tópicos devem ser evitados durante a gravidez.

- O ácido azelaico tópico pode ser útil em doentes com acne e hiperpigmentação pós-inflamatória.

- Os antibióticos tópicos não devem ser utilizados como monoterapia, a fim de minimizar o desenvolvimento de resistência aos antibióticos.

Recomendação

- O peróxido de benzoílo tópico, os retinóides tópicos, os antibióticos tópicos, o ácido azelaico tópico ou o ácido salicílico tópico são indicados para a acne vulgar ligeira a moderada.

• As combinações tópicas de enxofre podem ser utilizadas para acne ligeira a moderada.

• O peróxido de benzoílo deve ser utilizado numa concentração de 2,5% ou 5%.

• As combinações fixas tópicas, como a clindamicina e o peróxido de benzoílo ou o adapaleno com peróxido de benzoílo, podem ser utilizadas como opção para o tratamento da acne ligeira a moderada.

Tratamento sistémico

1. antibióticos orais

Os antibióticos orais são frequentemente utilizados para tratar a acne vulgar. As propriedades anti-propionibacterianas contidas nos antibióticos são capazes de inibir a colonização bacteriana das glândulas pilossebáceas e de prevenir uma maior inflamação. Os antibióticos à base de tetraciclina têm também um efeito anti-inflamatório direto, inibindo a quimiotaxia e as metaloproteinases da matriz. No entanto, o uso prolongado de antibióticos orais leva ao desenvolvimento de resistência bacteriana.

Tetraciclina oral

A tetraciclina é frequentemente utilizada no tratamento do acne. Tem propriedades antimicrobianas e anti-inflamatórias directas. No entanto, a sua utilização está contra-indicada em crianças com menos de oito anos, durante o aleitamento e durante a gravidez. A absorção da tetraciclina pelo trato gastrointestinal é prejudicada pela ingestão de alimentos, leite, produtos lácteos, sais de ferro e antiácidos. Por conseguinte, deve ser tomada uma hora antes ou duas horas depois das refeições, com um grande copo de água e numa posição vertical. Vários estudos demonstraram que a tetraciclina 250 a 500 mg, tomada por via oral duas vezes por dia, durante 8 a 24 semanas, é eficaz nas lesões inflamatórias e não inflamatórias da acne ligeira a moderada.[116] Os efeitos secundários mais frequentes são náuseas, vómitos, diarreia, cãibras, eritema, dores abdominais, esofagite, candidíase oral e candidíase vaginal.[104]

Doxiciclina oral

A doxiciclina é um derivado da tetraciclina. Ao contrário da tetraciclina, a absorção da doxiciclina é menos frequentemente influenciada pela alimentação. É contra-indicada em crianças com menos de oito anos e durante a gravidez e o aleitamento. A doxiciclina administrada por via oral numa dose de 50 a 100 mg por dia reduz as lesões inflamatórias e não inflamatórias do acne.[117] Os efeitos secundários mais frequentes são sobretudo gastrointestinais, incluindo diarreia, náuseas, vómitos, dispepsia, dores de cabeça, fotossensibilidade, fotonicólise e erupção cutânea.[104]

Eritromicina oral

A eritromicina é um antibiótico macrólido. Tem uma ação anti-inflamatória direta, reduzindo os factores quimiotácticos dos neutrófilos e as espécies reactivas de oxigénio. A eritromicina oral reduz eficazmente as lesões inflamatórias e não inflamatórias do acne. Num estudo, a toma de 250 mg de eritromicina por via oral duas vezes por dia durante quatro meses melhorou a gravidade da acne em 21-45% em doentes com acne moderada a grave. A acne facial responde sempre melhor a todas as formas de tratamento da acne do que a acne troncular.[118] Os efeitos secundários comuns da eritromicina são principalmente efeitos gastrointestinais, como náuseas e diarreia, mas outros efeitos secundários, como dores de cabeça, tonturas e erupções cutâneas, são ligeiros e transitórios.[118]

Minociclina oral

A minociclina é um antibiótico tetraciclina utilizado no tratamento da acne vulgar ligeira, moderada e grave. Está contra-indicada em crianças com menos de oito anos e durante a gravidez e o aleitamento.[119] Em comparação com as tetraciclinas de primeira geração, é fácil de dosear, precisa de ser tomado uma ou duas vezes por dia e pode ser tomado com alimentos. No entanto, é também dispendiosa.[119] Os efeitos secundários graves incluem monilíase, pigmentação anormal, tonturas, urticária, insuficiência renal e erupção cutânea fixadora do medicamento.[104]

Azitromicina oral

A azitromicina é um antibiótico macrólido com uma semi-vida longa de 68 horas, pelo que pode ser administrada três vezes por semana. Um curso pulsado de azitromicina oral numa dose de 500 mg três vezes por semana é eficaz na redução de lesões inflamatórias e não inflamatórias em doentes com acne.[120]

Conselhos práticos sobre antibióticos orais

• A tetraciclina oral, a doxiciclina, a minociclina ou o co-trimoxazol estão contraindicados durante a gravidez e o aleitamento.

• Foi relatado que os antibióticos sulfonamidas causam reacções adversas graves, como a síndrome de Stevens-Johnson e a necrólise epidérmica tóxica.

• Os antibióticos orais não devem ser prescritos por mais de seis meses.

Recomendação

• A tetraciclina oral, a doxiciclina, a eritromicina ou a minociclina podem ser utilizadas para tratar a acne ligeira a grave.

Terapia hormonal oral

A terapia hormonal é uma opção de tratamento alternativa para a acne nas mulheres. Pode ser particularmente indicada para as mulheres que necessitam de tomar contraceptivos ou que apresentam sinais de hiperandrogenismo.

Contracetivo oral combinado (COC)

Pensa-se que os COC reduzem a acne através de vários mecanismos. Reduzem os níveis de testosterona livre, aumentam a globulina de ligação às hormonas sexuais e impedem a conversão da testosterona livre em DHT. Os COC, que contêm diferentes concentrações de progestinas e estrogénios, são prescritos para o tratamento da acne. Em comparação com o placebo, os COCs reduziram significativamente o número de lesões faciais inflamatórias e não inflamatórias, a gravidade e a acne auto-relatada.[121] Os efeitos adversos incluíram náuseas, vómitos, tensão mamária, dores de cabeça, distúrbios menstruais, cancro da mama e trombose venosa.[121]

Espironolactona

A espironolactona actua como um anti-androgénio e um antagonista da aldosterona. Compete com a DHT pelos receptores de androgénio na pele. É eficaz no tratamento do acne hormonal.[104]

Outros anti-androgénios

A flutamida em dose baixa (250 mg/dia) é eficaz na redução dos níveis de acne a partir da linha de base. A finasterida é um inibidor específico da 5-a-redutase e demonstrou ser menos eficaz do que a flutamida e o acetato de ciproterona no tratamento da acne em mulheres hiperandrogénicas.[120] A cimetidina é um antagonista dos receptores H2, utilizado principalmente para inibir a secreção de ácido gástrico, mas que também tem propriedades anti-androgénicas.[104]

Recomendação

Os contraceptivos orais combinados podem ser utilizados no tratamento da acne em mulheres com acne moderada, em particular naquelas que necessitam de contraceção simultânea ou que sofrem de hiperandrogenismo.

Isotretinoína oral

A isotretinoína oral (ácido 13-cis-retinóico) é um retinoide geralmente utilizado no tratamento da acne nodulocística e da acne grave. Actua sobre todos os factores fisiopatológicos envolvidos na acne. Reduz o tamanho e a secreção das glândulas sebáceas, normaliza a queratinização dos folículos, inibe indiretamente o crescimento do P. acnes no folículo piloso e tem um efeito anti-inflamatório. A isotretinoína é teratogénica e exige uma contraceção rigorosa nas mulheres. A isotretinoína oral é eficaz no tratamento da acne nodulocística. A dose máxima média neste estudo foi de 1,2 mg/kg/dia (intervalo de 0,5 a 3,2). O tempo médio para a cura completa foi de seis meses para um tratamento. As pessoas que ficaram completamente curadas estiveram em remissão durante uma média de 38 meses.[121]

Foram utilizadas diferentes dosagens de isotretinoína oral, tais como 0,1, 0,5 e 1 mg/kg/dia no tratamento da acne nodulocística, que mostrou uma resposta clínica significativa ao tratamento com as três dosagens, sem diferença significativa entre as dosagens.

No entanto, as taxas de recidiva foram mais elevadas nos grupos de dose mais baixa. A isotretinoína oral em dose baixa é utilizada para tratar a acne ligeira a moderada que não responde ao tratamento convencional.

Uma dose de 0,5 mg/kg/dia durante uma semana por mês, ao longo de um período de seis meses, resultou numa redução significativa tanto do grau global de acne como do número de lesões inflamadas.[103]

Uma dose de 0,5 a 0,75 mg/kg/dia durante uma semana por mês, ao longo de um período de seis meses, resultou numa taxa de cura completa de 82,9%.[104]

Os efeitos secundários são dependentes da dose, geralmente limitados à pele e às membranas mucosas, bem tolerados e reversíveis. Os efeitos secundários mais comuns incluem queilite, dermatite, conjuntivite, xerose e secura da mucosa nasal, levando a hemorragias nasais. Outros efeitos secundários raros incluem artralgia, diminuição do apetite, mialgia e fadiga. As anomalias laboratoriais limitam-se a aumentos das transaminases de aspartato e alanina e a hipertriglicerídeos, que voltam ao normal após a interrupção do tratamento.[121] Não existe ainda consenso sobre depressões e suicídios associados à utilização de isotretinoína oral no tratamento da acne. No entanto, aconselha-se precaução em doentes com antecedentes de depressão e perturbações do humor.[80]

Recomendação

- A isotretinoína oral é recomendada em casos de acne nodulocística ou grave.

- A isotretinoína oral pode também ser utilizada como tratamento de terceira linha para a acne moderada.

Terapia de manutenção

As lesões da acne reaparecem frequentemente após um tratamento bem sucedido. É por esta razão que o tratamento de manutenção é uma parte importante dos cuidados gerais com a acne. A base do tratamento de manutenção é a terapia tópica. Adapaline, tazaroteno, ácido azelaico e BPO podem ser utilizados topicamente.[124]

Recomendação

- O tratamento de manutenção da acne deve ser iniciado após um primeiro tratamento de indução bem sucedido, a fim de alcançar uma remissão duradoura.

- A monoterapia com retinóides tópicos deve ser considerada como terapêutica de manutenção em doentes com acne.

- Uma combinação de adapaleno e peróxido de benzilo em gel pode ser considerada como um tratamento de manutenção para a acne grave.

Injeção intralesional de corticosteróides

A injeção intralesional de corticosteróides é indicada para o tratamento de nódulos e quistos de acne. Trata-se de uma técnica simples e útil para reduzir a inflamação e cicatrizar rapidamente as lesões, minimizando as cicatrizes.[125] O acetonido de triancinolona intralesional 2,5 a 5 mg/ml é frequentemente utilizado para nódulos e quistos de acne.[125] Existem provas de absorção sistémica após a injeção intralesional de corticosteróides e a supressão adrenal ocorre com doses superiores a 15 mg por sessão. A supressão adrenal dura 2 a 3 dias para uma dose de 20 a 35 mg e pelo menos 5 dias para uma dose de 50 mg. Os efeitos adversos locais incluem atrofia da pele, alterações da pigmentação, telangiectasia, hematomas e infecções.[125] As injecções intralesionais de corticosteróides devem ser utilizadas com precaução devido aos efeitos adversos locais e sistémicos.

Recomendação

As injecções intralesionais de corticosteróides podem ser utilizadas para tratar certos casos de acne com nódulos e quistos de acne, mas não podem substituir o tratamento convencional.

Fisioterapia

A fisioterapia pode ser utilizada como um tratamento complementar ou alternativo para a acne. No entanto, não está disponível em todo o lado e só pode ser efectuada por pessoal qualificado.

Extração de pontos negros

A remoção física, por exemplo, a extração de comedões utilizando diferentes técnicas, pode trazer uma melhoria clínica imediata. Para macrocomedões fechados com mais de 3 mm de diâmetro, foram obtidos bons resultados estéticos utilizando cautério e pinças de dissecação normais.

Peelings químicos

Os agentes de descamação habitualmente utilizados são o ácido glicólico e o ácido salicílico.

Ácido glicólico

O ácido glicólico, um A-hidroxiácido, é um composto hidrofílico frequentemente utilizado em peelings químicos devido às suas propriedades esfoliantes. O ácido glicólico pode ser utilizado em concentrações de 10, 30, 50 e 70% para tratar a acne. O ácido glicólico (10-30%) administrado quinzenalmente reduziu significativamente o número de comedões e papulopústulas em doentes com acne ligeira a moderada.[124] O efeito secundário mais comum é o eritema. Os efeitos secundários incluem hiperpigmentação pós-inflamatória, infecções locais por herpes simplex e irritação ligeira da pele e cicatrizes.[124]

Ácido salicílico (SA)

O ácido salicílico é um β-hidroxiácido lipofílico que reduz a coesão dos corneócitos e actua bem nas zonas sebáceas do rosto. Tem um excelente efeito queratolítico e é útil contra pontos negros e lesões inflamatórias. Nos casos de acne ligeira a moderada, o ácido salicílico a 30% e o ácido glicólico a 30% revelaram-se eficazes após dois tratamentos.

Recomendação

Os peelings químicos com ácido glicólico ou ácido salicílico podem ser utilizados como tratamento adjuvante da acne vulgar.

Fototerapia e terapia fotodinâmica

A fototerapia e a terapia fotodinâmica são opções de tratamento alternativas para os doentes em que os outros tratamentos padrão da acne falham ou não são tolerados. Trata-se de procedimentos específicos que devem ser efectuados por dermatologistas. Os mecanismos de ação propostos são o aquecimento fototérmico das glândulas sebáceas e a inativação fotoquímica do P. acnes. As porfirinas, que podem ser produzidas pelo P. acnes, absorvem a luz a um comprimento de onda de 415 nm e formam radicais de oxigénio simples que matam as bactérias.

Fototerapia

Estas incluem lasers de corantes pulsados, lasers de fosfato de titanilo de potássio, luz intensa pulsada, lasers de díodos infravermelhos e fontes de luz visível contínua de largo espetro, como a luz azul e a luz azul-vermelha.[125]

Laser de corante pulsado (PDL)

O laser de corante pulsado (PDL) utiliza um feixe de luz concentrado que tem como alvo os vasos sanguíneos da pele. A luz é convertida em calor, que destrói o vaso sanguíneo, deixando a pele circundante intacta. O laser utiliza luz amarela, que é muito segura e não causa danos na pele a longo prazo. Efeitos indesejáveis após

Os tratamentos para a PDL são mínimos e incluem dor, eritema, púrpura e hiperpigmentação pós-inflamatória.[110]

Laser de fosfato de titanilo e potássio (KTP)

Laser KTP, no qual um feixe gerado por um laser de neodímio:YAG é dirigido através de um cristal de titanil fosfato de potássio para produzir um feixe no espetro verde visível; utilizado para fotoablação e fotocoagulação. Foi observada uma melhoria no número total de lesões de acne de 35% após uma semana e de 21% após quatro semanas de tratamento com o laser KTP, em comparação com nenhuma melhoria devida ao placebo.[110]

Laser de díodo infravermelho

O tratamento com o laser de 1320 nm resultou numa redução de 27% dos comedões abertos. O laser de 1450 nm apresentou uma redução média de 98% até seis meses após quatro tratamentos na parte superior das costas.[110]

Luz intensa pulsada (IPL)

Esta tecnologia utiliza comprimentos de onda específicos de luz para atingir diferentes cromóforos na pele. A luz pulsada descreve a utilização de impulsos intensos de luz não coerente, distribuídos por uma gama de comprimentos de onda de 500 nm a 1200 nm, para remover pêlos e outras lesões cutâneas. A luz pulsada isoladamente não foi benéfica. A PDT assistida por luz pulsada com ALA tópico ou tratamento tópico foi mais eficaz para a acne inflamatória após 12 semanas. Os efeitos secundários do tratamento com luz pulsada foram muito ligeiros, com um eritema mínimo durante algumas horas após o tratamento.[111]

Fontes de luz visíveis

Os dispositivos examinados em diferentes estudos foram o laser pulsado de 532 nm (luz verde), o laser pulsado de 585 nm (luz amarela), o laser de 405 - 420 nm (luz azul), o laser de 635 - 670 nm (luz vermelha) e o laser de 415 nm com 600 nm (luz azul-vermelha).[110, 111]

- O tratamento com luz azul e luz azul-vermelha resultou numa melhoria significativa moderada a forte em comparação com os controlos. A curto prazo, a luz azul-vermelha foi significativamente mais eficaz do que a luz azul isolada, mas após 12 semanas não houve diferença estatística entre os dois tratamentos.

- O tratamento com luz vermelha produziu uma melhoria significativa.

- Com a luz verde, não se registou qualquer diferença ou houve uma melhoria ligeira a moderada.

- A luz amarela não mostrou qualquer diferença ou apenas uma melhoria moderada.

Os efeitos secundários incluíram dor moderada durante o procedimento, comichão, vermelhidão e inchaço, que desapareceram em poucas horas, e alguns doentes apresentaram hiperpigmentação pós-inflamatória, que desapareceu em três meses.[110, 111]

Terapia fotodinâmica (PDT)

A PDT utiliza um creme ativado pela luz (fotossensibilizador) que é absorvido pela unidade pilossebácea para amplificar a resposta à fototerapia. Os fotossensibilizadores habitualmente utilizados incluem o ácido aminolevulínico (ALA) e o MAL. A fotoexcitação da porfirina é óptima na banda de Soret (360 - 405 nm) com quatro picos mais pequenos entre 500 nm e 635 nm. O tratamento tópico com ALA em intervalos de 2 a 4 semanas, num total de dois a quatro tratamentos, produziu o maior efeito clínico. Para todos os tipos de pele Fitzpatrick, a acne papulopustular respondeu melhor do que a acne não inflamatória. No entanto, os doentes com tipos de pele mais escuros apresentaram um risco mais elevado de hiperpigmentação pós-inflamatória. A PDT foi superior à fototerapia. Os efeitos secundários da PDT incluem eritema de gravidade variável, edema, formação de bolhas, crises acneiformes agudas e hiperpigmentação pós-inflamatória, que são frequentemente suficientemente graves para obrigar os doentes a interromper o tratamento.[111]

Recomendação

A fototerapia e a terapia fotodinâmica podem ser utilizadas como opções de tratamento alternativas para os doentes que não toleram outros tratamentos padrão para a acne.

CICATRIZES DE ACNE ELEVADAS

Quando a acne desaparece, aparecem cicatrizes elevadas na pele de algumas pessoas. Com o passar do tempo, estas cicatrizes podem tornar-se maiores, mais visíveis e dar comichão. Podem até ser dolorosas e sensíveis. Antes de iniciar o tratamento, um dermatologista examina a cicatriz para determinar o tipo de cicatriz elevada. Após o desaparecimento da acne, podem formar-se dois tipos de cicatrizes elevadas. Um queloide é um tipo de cicatriz em relevo que se estende para além do seu bordo e que frequentemente se torna extremamente espesso, borrachudo e volumoso. Os quelóides podem aparecer em qualquer parte da pele, mas formam-se mais frequentemente no lóbulo da orelha, no peito, nos ombros ou na parte superior das costas. As cicatrizes hipertróficas não crescem para além dos seus bordos. Com o tempo, muitas cicatrizes hipertróficas tornam-se menos visíveis. As opções de tratamento para as cicatrizes hipertróficas da acne incluem

1) Injecções intralesionais de corticosteróides
2) Cirurgia
3) Terapia de frio
4) IPL
5) PDL
6) Géis, cremes, pensos
7) Imiquimod 5%

REFERÊNCIA

A urgência do encaminhamento para o tratamento da acne depende de uma série de factores. Deve seguir directrizes reconhecidas, baseadas na gravidade da acne e no seu impacto psicológico. A urgência de um encaminhamento é classificada nas seguintes categorias:

Urgente: no prazo de 24 horas

Deteção precoce: Dentro de uma a quatro semanas

Não urgente: consoante o tempo disponível

Urgente

depressão grave ou pensamentos suicidas

Visto cedo

i. Acne grave ou nodulocística que pode necessitar de isotretinoína.

ii. Problemas sociais ou psicológicos graves, incluindo medo patológico de malformações e depressão.

Não urgente i. Para diagnóstico

• Suspeita de rosácea

• Suspeita de acne induzida por medicamentos

• Acne que começa ou persiste fora da faixa etária normal para a doença, também conhecida como acne de início tardio.

• Causas profissionais presumidas da acne

• suspeita de uma causa endocrinológica subjacente, como a síndroma dos ovários poliquísticos, que requer uma investigação mais aprofundada

• Gravidez com acne moderada ou grave

• Acne que requer intervenção cirúrgica, como incisão e drenagem de quistos

• Para tratamento físico especializado Se o doente apresentar um comportamento suicida, justifica-se a transferência urgente para uma unidade psiquiátrica.

Objetivo do estudo

O objetivo deste estudo, realizado no Fauji Foundation Hospital, era comparar os níveis séricos médios de testosterona e de globulina de ligação às hormonas sexuais (SHBG) em pacientes que sofrem de acne, de acordo com o seu grau de gravidade.

. **Materiais e métodos**

Definição

O estudo foi realizado no departamento de dermatologia do Fauji Foundation Hospital Rawalpindi, um centro terciário para ex-militares e suas famílias. O estudo inclui pacientes que vêm diretamente ao hospital ou que são encaminhados por filiais e hospitais. A área de influência inclui principalmente as aldeias próximas de Islamabad e Rawalpindi, mas também outras partes do Punjab, Caxemira e Khyber Pakhtunkhwa.

Duração

O meu trabalho durou 8 meses. O estudo foi efectuado com 531 mulheres adultas que preenchiam os critérios de inclusão.

Aprovação

Foi solicitado o consentimento escrito de todos os participantes depois de lhes ter sido explicado o objetivo do estudo.

Conceção do estudo

Secção transversal

Técnica de amostragem

Amostras consecutivas sem probabilidade.

Tamanho da amostra

A população do estudo era constituída por 531 mulheres adultas que foram incluídas no estudo se preenchessem os critérios de inclusão.

Dispositivo

1) Equipamento de laboratório

i. Os níveis séricos de testosterona foram determinados por ensaio de quimioluminescência (kit de imunodiagnóstico VITROS, Orthoclinical

Diagnostics-Johnson & Johnson Company -USA).

ii. SHBG por (VITROS TOTAL BHCG REAGENT PACK).

PROFORMA

Departamento de Dermatologia, Hospital da Fundação Fauji, Rawalpindi

Níveis séricos de testosterona e Shbg em doentes com acne de acordo com a gravidade.

Nome : _______________________________

Idade : _______________________________

Número de registo hospitalar. _______________

Data _______________________________

Casado _______________________________

Endereço: _______________________________

Número de telefone : _______________________

Gravidade da acne (Global Acne Rating Scale)

1. Mais pequeno_______________________________
2. Doce _______________________________
3. Moderado _______________________________

Hormonas (nmol/L)	ponto. Resultados	Interpretação
T-estosterona		
LOS		

Resultados

Definições operacionais

Acne

A acne foi classificada como ligeira, leve e moderada de acordo com a escala Global Acne Assessment (GAA).

Escala GEA inglesa

0 LimpoSem lesões. Podem ser visíveis pigmentação e eritema residuais.

1 LigeiroPoucas lesões. Alguns comedões abertos ou fechados dispersos.

---

2 LigeiraFácil de reconhecer: *menos de metade do rosto é afetado*. Algumas comedões abertos ou fechados e algumas pápulas e pústulas.

3 Moderado Mais de metade do rosto está afetado. Muitas pápulas e pústulas, muitos comedões abertos ou fechados. Pode estar presente um nódulo.

---

4 Grave Toda a face é afetada, coberta por numerosas pápulas, pústulas, aberturas ou

comedões e nódulos fechados.

Androgénio

Testosterona: 0,4 - 2,6 nmol/L

SHBG: 16 - 120 nmol/L

Critérios de inclusão

> Mulheres com mais de 17 anos que sofrem de acne.

Critérios de exclusão

> Contraceptivos orais H/O, antiandrogénios, antibióticos sistémicos ou isotretinoína nos últimos 3 meses.

> Menstruação irregular

> Tratamento sistémico com esteróides

> Hirsutismo

Procedimento de recolha de dados

Após aprovação do comité de ética do hospital, as mulheres que cumpriam os critérios acima referidos foram incluídas neste estudo no departamento de dermatologia do Fauji Foundation Hospital em Rawalpindi. Escolhemos mulheres para o nosso estudo porque, no Fauji Foundation Hospital, a maioria dos doentes são viúvas ou filhas de antigos soldados. Depois de explicarmos o objetivo do estudo, obtivemos o consentimento escrito de todas as participantes. Foram incluídas no estudo mulheres adultas com acne. Foram excluídas as doentes que tinham tomado contraceptivos orais, antiandrogénios, antibióticos sistémicos, esteróides sistémicos e isotretinoína nos três meses anteriores. O ciclo menstrual e a idade foram registados. O exame físico para determinar a gravidade da acne foi efectuado pelo examinador de acordo com a escala GEA. Os doentes foram divididos em três grupos.

A- Acne ligeira

B- Acne ligeira

C- Acne moderada

Os doentes com acne grave foram excluídos do nosso estudo, uma vez que o seu número era demasiado pequeno para a análise estatística. Para a avaliação hormonal, foi recolhida uma amostra de sangue para determinar os níveis séricos de testosterona e SHBG. O teste foi efectuado no laboratório do hospital e avaliado pelo patologista. Os custos de todos os testes foram suportados pelo hospital. Todos os dados foram registados e analisados em formulários especialmente concebidos para o efeito.

Análise estatística

Os dados foram registados e analisados utilizando o software SPSS (versão 10.0). Foram calculados a média e o desvio padrão para a idade, os valores séricos de testosterona e SHBG nos doentes com acne e para os três grupos de acne. A frequência e a percentagem foram calculadas para a gravidade da acne. O teste ANOVA foi utilizado para comparar as diferenças entre os valores médios nos três grupos. $P < 0,05$ foi considerado significativo.

Resultados

Tabelas

Descrições

A Tabela 3 mostra a idade média dos pacientes nos três grupos.

Idade do doente				Barreira inferior	Barreira superior		
Mais pequeno	78	21.91	5.257	0.595	20.72	23.1	17	47
Doce	248	21.54	5.034	0.32	20.91	22.17	15	47
Moderado	205	21.28	4.134	0.289	20.71	21.85	17	41
Total	531	21.49	4.738	0.206	21.09	21.9	15	47

ANOVA

Idade do doente	Soma de quadrados	df	Quadrado médio	F	Sig.
Entre grupos	23.607	2	11.804	0.525	0.592
Dentro dos grupos	11,875.12	528.00	22.49		
Total	11,898.73	530.00			

Tabela 4: Frequência e percentagem da gravidade da acne na escala GEA

Grau de gravidade da acne

		Frequência	Percentagem	Válido em percentagem	Percentagem acumulada
	Mais pequeno	78	14.7	14.7	14.7
Válido	Doce	248	46.7	46.7	61.4
	Moderado	205	38.6	38.6	100
	Total	531	100	100	

Quadro 5: Relação entre a testosterona sérica e a SHBG e a gravidade da acne

Descrições

<table>
<tr><td rowspan="2"></td><td rowspan="2"></td><td rowspan="2">N</td><td rowspan="2">Média</td><td rowspan="2">Variação horária</td><td rowspan="2">Erro de tempo</td><td colspan="2">Intervalo de confiança de 95% para a média</td><td rowspan="2">Min.</td><td rowspan="2">Máximo.</td></tr>
<tr><td>Barreira inferior</td><td>Barreira superior</td></tr>
<tr><td rowspan="4">Testosterona sérica Níveis</td><td>Mais pequeno</td><td>78</td><td>1.89655</td><td>1.537006</td><td>0.174032</td><td>1.55001</td><td>2.24309</td><td>0.3</td><td>12.2</td></tr>
<tr><td>Doce</td><td>248</td><td>1.70329</td><td>3.589424</td><td>0.227929</td><td>1.25436</td><td>2.15222</td><td>0.01</td><td>56</td></tr>
<tr><td>Moderado</td><td>205</td><td>2.03226</td><td>6.797292</td><td>0.474743</td><td>1.09623</td><td>2.9683</td><td>0.087</td><td>98</td></tr>
<tr><td>Total</td><td>531</td><td>1.85868</td><td>4.914739</td><td>0.213282</td><td>1.4397</td><td>2.27766</td><td>0.01</td><td>98</td></tr>
<tr><td rowspan="4">HBG Níveis</td><td>Mais pequeno</td><td>78</td><td>4.90192</td><td>33.57682</td><td>3.801827</td><td>41.44883</td><td>56.58963</td><td>5</td><td>188</td></tr>
<tr><td>SoroS Doce</td><td>248</td><td>4.75165</td><td>40.57168</td><td>2.576304</td><td>42.44221</td><td>52.59086</td><td>1.1</td><td>456</td></tr>
<tr><td>Moderado</td><td>205</td><td>4.55093</td><td>27.66842</td><td>1.932446</td><td>41.69914</td><td>49.3194</td><td>2.1</td><td>170</td></tr>
<tr><td>Total</td><td>531</td><td>4.69623</td><td>35.03089</td><td>1.520211</td><td>43.97596</td><td>49.94871</td><td>1.1</td><td>456</td></tr>
</table>

ANOVA

		Soma de quadrados	df	Quadrado médio	F	Sig.
Níveis séricos de testosterona	Entre grupos	12.277	2	6.139	0.253	0.776
	Dentro dos grupos	12789.69	528	24.223		
	Total	**12801.97**	**530**			
Níveis de SHBG no soro	Entre grupos	839.011	2	419.505	0.341	0.711
	Dentro dos grupos	649557.5	528	1230.22 3		
	Total	**650396.5**	**530**			

IDADE DO PACIENTE

A amostra foi constituída por 531 mulheres adultas com diagnóstico de acne de acordo com os critérios de inclusão. A idade das doentes variou entre os 17 e

os 47 anos, com uma média de 21,49 anos e um desvio padrão de 4,73 anos
(Tabela 3).

GRAVIDADE DA ACNE (ESCALA GEA)

Avaliámos a gravidade da acne utilizando a Escala Global de Avaliação da Acne
(GEA) e dividimos os doentes em grupos de acne ligeira, leve e moderada. A
acne ligeira foi o padrão clínico mais comum encontrado no meu estudo em
mulheres adultas 248 (46,7%). O tipo clínico menos comum foi a acne ligeira 78
(14,7%). (Tabela 4) (Figura 9)

FUNDOS DE LABORATÓRIO

Das 531 mulheres que participaram no estudo, os níveis séricos médios de
testosterona e SHBG nos três grupos são apresentados na (tabela 5). Os níveis
de testosterona foram mais baixos no grupo ligeiro (1,70±3,58 nmol/L) do que
no grupo leve (1,89±1,53 nmol/L), o que não foi estatisticamente significativo
($p=0,776$). Os níveis de SHBG foram mais baixos no grupo com acne leve
(47,51±4,05 nmol/L) e no grupo com acne moderada (45,62±2,76 nmol/L) do que
no grupo com acne leve (49,01±3,35 nmol/L), o que não é estatisticamente
significativo ($p=0,711$). (Tabela 5)

Gráficos
Grau de gravidade da acne
Grau de gravidade da acne

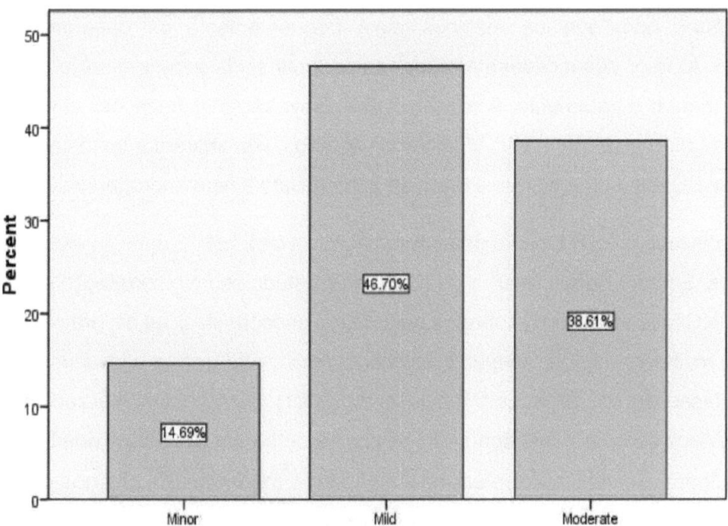

Figura 8: <u>Grau de gravidade da acne</u>
Figura 9: <u>Percentagem de diferentes grupos etários no aparecimento de acne</u>

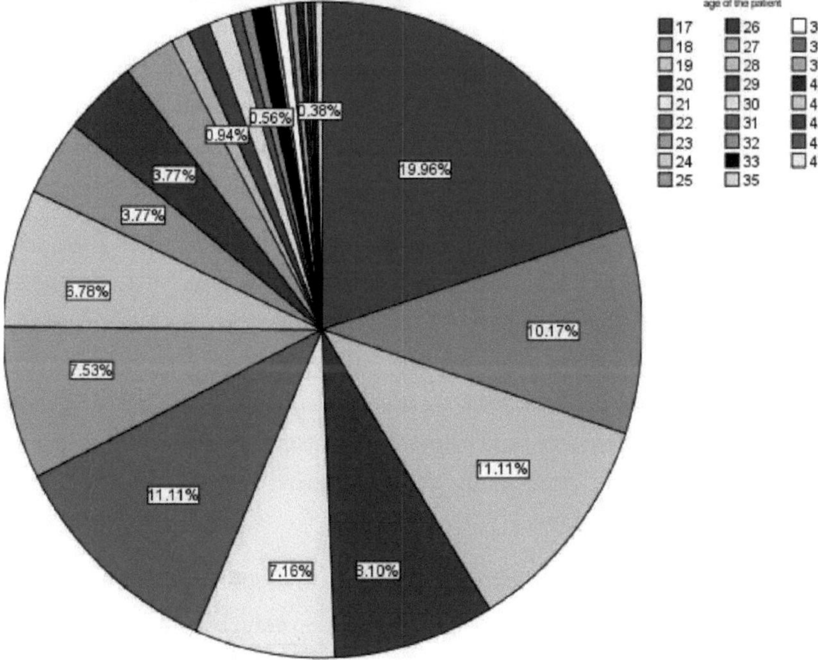

<u>Discussão</u>

A acne vulgar continua a ser uma das doenças mais comuns da humanidade e a afeção cutânea com que os médicos mais frequentemente se deparam. A identificação do fator desencadeante é importante, pois ajuda a determinar o fator causal e a orientar o tratamento. A acne e o hirsutismo são manifestações clínicas frequentes da hiperandrogenemia. [1,2,5,36]Vários estudos examinaram a testosterona sérica e a SHBG em mulheres que sofrem de acne devido a hiperandrogenemia.

No presente estudo, a idade média de apresentação foi de 21±4,73 anos e variou de 17 a 47 anos. Embora Borgia *et al* (2004), num estudo sobre a correlação entre No estudo de Cibula et al (2001) sobre os parâmetros endocrinológicos e a gravidade da acne em mulheres adultas, as mulheres tinham mais de 17 anos e a idade média de apresentação era de 24 anos.[4] Cibula *et al* (2001), num estudo realizado na República Checa sobre o papel dos androgénios na determinação da gravidade da acne em mulheres adultas, estabeleceram uma idade média de 26,27 anos para o grupo como um todo.[36] No entanto, este valor é comparável a um relatório do Irão, onde a idade média de início da acne foi de 22,1 anos.[2] Verificámos que a maioria dos doentes era jovem e solteira, o que não significa que as mulheres casadas mais velhas não sofram de acne. Isto deve-se ao facto de o Fauji Foundation Hospital ser um hospital privilegiado onde a maioria dos doentes são filhas de antigos soldados que têm direito a tratamento até se casarem. É por isso que a idade média das mulheres neste estudo não é representativa da população em geral.

Verificámos que a forma mais comum de acne no grupo ligeiro foi de 46,7%, o que não é consistente com outros relatórios em mulheres adultas.[1,36] Num estudo realizado por Seirafi *et al* (2007) sobre a avaliação dos androgénios em mulheres com acne adulta, a acne ligeira foi o principal grupo.[1] Foram observados resultados semelhantes num estudo realizado na República Checa.[36] As diferenças na apresentação clínica frequente podem dever-se ao facto de, no Paquistão, as formas ligeiras de acne serem ignoradas ou de os remédios caseiros serem utilizados apenas para as formas ligeiras.

No que diz respeito à associação dos níveis de androgénios com a acne e a sua gravidade, os resultados são variáveis. No meu estudo, foi observada uma associação estatisticamente não significativa entre os níveis séricos de SHBG e a gravidade da acne ($P=0,711$). Os níveis séricos de testosterona não diferiram significativamente entre os três grupos. No grupo de gravidade moderada, os níveis eram mais elevados do que no grupo de gravidade ligeira, mas não de forma estatisticamente significativa (*P=0,776*). Da mesma forma, Seirafi *et al* (2007) não encontraram associação entre a gravidade da acne e os níveis séricos de testosterona e SHBG.[1] No seu estudo, Cibula *et al* (2001) não mostraram uma correlação positiva num grupo de mulheres com mais de 17 anos. Os níveis séricos de testosterona não aumentaram com a gravidade da acne, mas diminuíram nas formas graves, e os níveis de SHBG não diminuíram, mas aumentaram.[36] Foram obtidos resultados estatisticamente insignificantes em estudos realizados no Irão e na Índia.[2,5]

No entanto, Borgia *et al* (2004) mostraram uma correlação positiva entre os níveis de SHBG e a gravidade da acne.[4] Além disso, a gravidade da acne também estava positivamente correlacionada, embora não de forma estatisticamente significativa, com os níveis de testosterona. Uma possível explicação para estes dados é o facto de a SHBG ser um importante transportador ou proteína de ligação para a testosterona, pelo que quando os níveis de testosterona aumentam, os níveis de SHBG diminuem. Recomendou que se estudassem os níveis séricos de SHBG nas mulheres com acne, a fim de selecionar as doentes que provavelmente responderiam melhor a um tratamento anti-androgénio adequado.[4]

[1] [365]Utilizando métodos estatísticos, não foi possível demonstrar uma correlação positiva entre a gravidade da acne e os marcadores laboratoriais de androgenicidade, que correspondem a Seirafi, Cibula, Adityan e Zandi.[2] Por outro lado, as mulheres com acne grave apresentavam níveis séricos de testosterona mais baixos.

Conclusão

Num grupo de mulheres adultas com mais de 17 anos, não foi encontrada qualquer relação entre a acne e a sua gravidade e os níveis séricos de testosterona e SHBG.

Referências

1. Seirafi H, Farnaghi F, Vasheghani-Farahani A, Alirezaie NS, Esfahanian F, Ghodsi SZ. Avaliação dos androgénios em mulheres com acne adulta. Int J Dermatol 2007; 46: 1188 - 91.

2. Zandi S, Farajzadeh S, Safari H. Prevalência da síndrome dos ovários poliquísticos em mulheres com acne: perfil hormonal e resultados clínicos. J Pak Assoc Dermatol 2010; 20: 194 - 8.

3. Dekkers OM, Thio BH, Romijn JA, Smit JW. Ned Tijdschr Geneeskd 2006; 150(23): 1281- 5.

4. Borgia F, Cannavo S, Guarneri F, Vaccaro M, Guarneri B. Correlação entre os parâmetros endocrinológicos e a gravidade da acne em mulheres adultas. Ata Derm Venereol 2004; 84: 201-204.

5. Adityan B, Thappa DM. Profile of acne vulgaris - a hospital based study in South India. Indian J Dermatol Venereol Leprol 2009; 75(30): 272- 8.

6. Lello J, Pearl A, Arroll B, Yallop J, Birchall NM. Prevalência de acne vulgar entre estudantes do ensino secundário de Aukland. NJ Med J 1995; 108: 287-289.

7. Anthony J. Incidência, prevalência e fisiopatologia da acne. Adv Stud Med 2008; 8: 100-105.

8. Goulden V, Stables GI, Cunliffe WJ. Prevalência de acne facial em adultos. J Am Acad Dermatol 1999; 41: 577-80.

9. Cunliffe WJ, Shuster S. Patogénese da acne. Lancet 1969; 1: 65-67

10. Ali G, Mehtab K, Mansoor H, Qamar S. Beliefs and perceptions of acne among a sample of students from Sind Medical College, Karachi. J Pak Med Assoc 2010; 60: 51-54.

11. Stern RS. A prevalência da acne com base no exame físico. J Am Acad Dermatol 1992; 26: 931-5.

12. Layton AM, Henderson CA, Cunliffe WJ. Uma avaliação clínica das cicatrizes de acne e da sua frequência. Clin Exp Dermatol 1994; 19: 303-8.

13. Smith RN, Mann NJ, Brave A, Makelainen H, Varigos GA. O efeito de uma dieta

rica em proteínas e com baixo índice glicémico versus uma dieta convencional com alto índice glicémico nos parâmetros bioquímicos associados à acne vulgar. J Am Acad Dermatol Aug 2007; 57: 247-56.

14. Mulder MM, Sigurdasson V. Impacto psicossocial da acne vulgar. Avaliação da relação entre uma alteração da gravidade clínica da acne e o estado psicossocial. Dermatologie 2001; 203(2): 124-30.

15. Laasonen LS, Karvonen SL. Doença óssea em adolescentes com acne fulminante e acne cística grave: achados radiológicos e cintigráficos. Am J Roentgenol 1994; 162: 1161-5.

16. Shaw JC, White LE. Acne persistente em mulheres adultas. Arch Dermatol Sep 2001; 137: 1252-3.

17. Eichenfield LF. Recomendações baseadas em evidências para o diagnóstico e tratamento da acne pediátrica. Pediatria 2013; 131: 163-86.

18. Pandey SS. Epidemiology of acne vulgaris. Indian J Dermatol 1983; 28:109-10.

19. Kligman AM. Acne pós-adolescente em mulheres. Cutis julho de 1991; 48(1): 75-7.

20. Kilkenny M, Merlin K, Plunkett A. Prevalence of common skin conditions in Australian schoolchildren: 3. Acne vulgaris. Br J Dermatol 1998; 139: 840-5.

21. Stoll S, Shalita A, Webster G. O efeito do ciclo menstrual na acne. J Am Acad Dermatol 2001; 45: 957-60.

22. Walton S, Wyatt E, Cunliffe WJ. Genetic control of sebum excretion and acne (Controlo genético da excreção de sebo e acne). Um estudo com gémeos. Br J Dermatol 1988; 18: 393-6.

23. Webstar GF . A acne inflamatória é uma hipersensibilidade ao Propionibacterium acnes. Dermatologia 1998; 196: 80-1.

24. Mills OH, Jr, Kligman AM, Pochi P. Comparação do peróxido de benzoílo a 2,5%, 5% e 10% na acne vulgar inflamatória. Int J Dermatol 1986; 25: 664-7.

25. Clement AA, Spiegelman D, Danby W. High school dietary dairy intake and teenage acne. J Am Acad Dermatol 2005 ; 52 : 207-14.

26. Lucky AW, Biro FM, Huster FA. Acne vulgaris in boys in early puberty: Relationship to pubertal maturation and age. Arch Dermatol 1991; 172: 210-6.

27. Blanc GM. Novos conhecimentos sobre as evidências epidemiológicas, a classificação e os subtipos de acne vulgar. J Am Acad Dermatol 1998; 39: 34-37.

28. Kanzaki T. Erupção cutânea acneiforme induzida por carbonato de lítio. J Dermatol 1991; 18: 481-3.

29. Fung MA, Berger TG. Um estudo prospetivo da acne aguda por esteróides relacionada com a administração intravenosa de corticosteróides. Dermatologia 2000; 200: 43-4.

30. Adams BB, Chetty VB, Mutasim DF. Comedões periorbitais e sua relação com Pechteer: uma análise transversal e revisão da literatura. J Am Acad Dermatol 2000; 42: 624-7.

31. Eady EA, Cove JH. A acne é uma infeção dos folículos pilossebáceos obstruídos? Implicações para a terapia antimicrobiana. Am J Clin Dermatol 2000; 1: 201-9.

32. Makrantonaki E, Ganeviciene R. Uma atualização sobre o papel da glândula sebácea na patogénese da acne. Dermato-endocrinologia 2011; 3: 41-49.

33. Zouboulis CC. Acne e função das glândulas sebáceas. Clin Dermatol 2004; 22: 3606.

34. Melnik BC, Schmitz G. Papel da insulina, do fator de crescimento semelhante à insulina-1, dos alimentos hiperglicémicos e do consumo de leite na patogénese da acne vulgar. Exp Dermatol 2009; 18: 833-41.

35. Fritsch M, Orfanos CE, Zouboulis CC. Os sebócitos são os principais reguladores da homeostase dos androgénios na pele humana. J Invest Dermatol 2001; 116: 793-800.

36. Cibula D, Hill M, Fanta M, Zivung J. The role of androgens in determining acne severity in adult women. Br J Dermatol 2001; 143: 399-404.

37. Laurence D, Shaw M, Katz M. Aumento da concentração de testosterona livre em homens e mulheres com acne vulgar. Clin Exp Dermatol 1986; 11: 263-73.

38. Reingold SB, Rosenfield RL. The relationship between mild hirsutism or acne in women and androgens. Arch Dermatol 1987; 123: 209-12.

39. Chen W, Zouboulis CC, Fritsch M, Blume-Peytavi U, Kodelja V, Goerdt S. Evidência de heterogeneidade e diferenças quantitativas da expressão da 5a-redutase tipo 1 em células cutâneas humanas em cultura - evidência da sua presença em melanócitos. J Invest Dermatol 1998 ; 110 : 84-89.

40. Ohnemus U, Uenalan M, Inzunza J, Gustafsson JA, Paus R. O folículo piloso como alvo e fonte de estrogénio. Endocr Rev 2006; 27: 677-706.

41. Thiboutot D, Jabara S, McAllister JM, Sivarajah A, Gilliland K, Cong Z. A pele

humana é um tecido esteroidogénico: as enzimas esteroidogénicas e os cofactores são expressos na epiderme, nos sebócitos normais e numa linha celular de sebócitos imortalizada (SEB-1) J Invest Dermatol 2003;120:905-914.

42. Makrantonaki E, Zouboulis CC. O metabolismo da testosterona em 5a-dihidrotestosterona e a síntese de lípidos sebáceos são regulados pelo ligando do recetor ativado por proliferador de peroxissoma e pelo ácido linoleico em sebócitos humanos. Br J Dermatol 2007; 156: 428-432.

43. Thiboutot DM, Knaggs H, Gilliland K, Hagari S. A atividade da redutase tipo 1 5a é maior no infundíbulo folicular do que na epiderme. Br J Dermatol 1997;136:166-171.

44. Carmina E. Prevalência de hirsutismo idiopático. Eur J Endocrinol 1998; 139: 4213.

45. Pierard GE, Pierard-Franchimont C, Kligman AM. Cinética da excreção sebácea avaliada pela técnica do cromatómetro Sebutape. Skin Pharmacol 1993; 6: 38-44.

46. Deplewski D, Rosenfield RL. The role of hormones in the development of the pilosebaceous unit. Endocr Rev 2000; 21: 363-92.

47. Deplewski D, Rosenfield RL. A hormona do crescimento e os factores de crescimento semelhantes à insulina têm efeitos diferentes no crescimento e diferenciação das células das glândulas sebáceas. Endocrinologia 1999; 140: 4089-94.

48. Aizawa H, Niimura M. Elevated serum insulin-like growth fator-1 (IGF-1) levels in women with post-adolescent acne. J Dermatol 1995; 22: 249-52.

49. Stewart ME, Wert PW, Crahek MO. Relação entre a taxa de secreção de sebo e a concentração de linoleato no sebo. Clin Res 1985; 33: 684-8.

50. Nakatsuji T, Kao MC, Fang JY. Propriedade antimicrobiana do ácido láurico contra Propionibacterium acnes: o seu potencial terapêutico na acne vulgar inflamatória. J Invest Dermatol 2009; 129: 2480-8.

51. Toyoda M, Nakamura M, Morohashi M. Neuropeptides and sebaceous glands (Neuropeptídeos e glândulas sebáceas). Eur J Dermatol 2002; 12: 422-7.

52. Tahir M. Patogénese da acne vulgar: Simplificada. J Pak Assoc Dermatol 2010; 20: 93-97.

53. Downing DT, Stewart ME, Wertz PW et al. Ácidos gordos essenciais e acne. J Am Acad Dermatol. 1986; 14: 221-5.

54. Bastian FO, Baliga BS, Pollock HM. Avaliação do método de registo de timidina

3H para o estudo do crescimento de espiroplasma em diferentes condições. J Clin M icobiol 1988; 26: 2124-26.

55. Knaggs HE, Holland DB, Morris C. Quantificação da proliferação celular na acne utilizando o anticorpo monoclonal Ki-67. J Soc Invest Dermatol 1994; 102: 89-92.

56. Hughes BR, Morris C, Cunliffe WJ, Leigh IM. Expressão da queratina nos epitélios pilossebáceos da pele do tronco de doentes com acne. Br J Dermatol 1996; 134: 247-56.

57. Lucky AW, Biro FM, Huster GA. Acne vulgaris em raparigas pré-menarca. Arch Dermatol 1994; 130: 310-4.

58. Stewart ME, Greenwood R, Cunliffe WJ. Effect of cyproterone acetate and ethinyl estradiol treatment on the proportion of linoleic and sebacic acids in different classes of skin surface lipids. Arch Dermatol Res 1986; 278: 481-5.

59. Guy G, Kealey T. The effect of inflammatory cytokines on the isolated human sebaceous infundibulum (O efeito das citocinas inflamatórias no infundíbulo sebáceo humano isolado). J Invest Dermatol 1998; 110: 410-5.

60. Aldana OL, Holland DB, Cunliffe WJ. A teoria do ciclo do cravo. J Invest Dermatol 1997; 108: 384.

61. O'Donoghue MN. Produtos cosméticos para os idosos. Dermatol Clin 1991; 9: 99-104.

62. Cunliffe WJ, Marks R. Acne. Londres: Martin Dunitz; 1989.

63. Leeming JP, Holland KT, Cunliffe WJ. O significado patológico e ecológico dos microrganismos que colonizam os comedões da acne vulgaris. J Med Microbiol 1985; 20: 11-6.

64. Gribbon EM, Shoesmith JG, Cunliffe WJ, Holland KT. Microaerofilia e fotossensibilidade de Propionibacterium acnes. J Appl Bacteriol 1994; 77: 583-90.

65. Pochi PE, A patogénese e o tratamento da acne. Ann Rev Med 1990; 41: 18798.

66. Rivera AE. Cicatrizes de acne: uma visão geral e opções de tratamento actuais. J Am Acad Dermatol 2008; 59: 659-76.

67. Holland DB, Jeremy AH, Roberts SG. Inflamação em cicatrizes de acne: uma comparação de reacções em lesões de pacientes predispostos e não predispostos à formação de cicatrizes. Br J Dermatol 2004; 150: 72-81.

68. Cunliffe WJ, Holland DB, Clark SM, Stables GI. Comedogénese: algumas novas estratégias etiológicas, clínicas e terapêuticas. Br J Dermatol 2000;142: 108491.

69. Bayat A. Descrição da morfologia específica do local dos fenótipos quelóides

numa população afro-caribenha. Br J Plast Surg 2004; 57: 122-33.

70. Teknetzis A, Vakali G, Loannides D. Granulomas piogénicos após aplicação tópica de tretinoína. J Eur Acad Dermatol Venereol 2004; 18: 337-9.

71. Dreno B, Poli F, Pawin H, Faure M. Desenvolvimento e avaliação de uma escala global de gravidade da acne (escala GEA) para a França e a Europa. J Eur Acad Dermatol Venerol 2011 ; 25 : 43-48.

72. Brabek E, Aberer W. Foliculite herpética e siringite simulando escoriação de acne. Arch Dermatol 2001; 137: 97-98.

73. Bach M, Bach D. Questões psiquiátricas e psicométricas no acne excoriatum. Psychothérapie et psychosomatique 1993; 60: 207-10.

74. Taylor SC. Acne vulgaris in skin of color.J Am Acad Dermatol 2002; 46: 98-105.

75. Cunliffe WJ, Baron SE, Coulson IH. Um estudo clínico e terapêutico de 29 pacientes com acne infantil. Br J Dermatol 2001; 145: 463-6.

76. Leautc-Labreze C, Gautier C, Labbel L, Taieb A. Acne infantil e isotretinoína. Am Dermatol Venereol 1998; 125: 132-4.

77. Coenraads PJ, Brouwer A, Olie K, Tang N. Cloracne. Algumas questões actuais. Dermatol Clin 1994; 12: 569-76.

78. Pallerson WM, Stibich AS, Dobke M, Schwartz RA. Acne conglobata mutilans da face. Cutis 2000; 66: 139-40.

79. Colina M, Lo Monaro A, Khodien M. Propionibacterium acnes e SAPHO: relato de um caso e revisão da literatura. Clin Exp Rheum 2007; 25: 457-60.

80. Yeon HB, Lindor NM. A artrite piogénica, o pioderma gangrenoso e a síndrome da acne mapeiam o cromossoma 15q. Am J Hum Genet 2000; 66: 1443-8.

81. Jeong SJ, Lee CW. Acne conglobata: tratamento com isotretinoína, colchicina e ciclosporina comparado com cirurgia. Clin Exp Dermatol 1996; 21: 461-8.

82. Weinrauch L, Peled I, Hacham-Zadeh S et al. Tratamento cirúrgico da acne conglobata grave. J Dermatol Surg Oncol 1981; 7: 492-4.

83. Zaba R, Schwartz R, Jarmuda S, Sinly W. Acne fulminans: uma forma sistémica explosiva de acne. J Eur Acad Dermatol Venereol 2011; 25: 501-7.

84. Allison MA, Dunn CL, Person DA. Acne fulminante tratada com isotretinoína e corticosteroide "pulsado". Pediatr Dermatol 1997; 14: 39-42.

85. Farella V, Sberna F. Erupção cutânea do acne causada pela amineptina. Int J Dermatol 1996; 35: 892-3.

86. Adams BB, Mutasim DF. Erupção pustulosa desencadeada pela olanzapina, um novo antipsicótico, J Am Acad Dermatol 1999; 41: 851-3.

87. Harden D, Keeling JH. Lesões papulares e nodulares do couro cabeludo, face e pescoço. Sífilis secundária. Arch Dermatol 1997; 133: 1027-30.

88. Jozwiak S, Schwartz RA. Lesões cutâneas em crianças com esclerose tuberosa de Bourneville: a sua prevalência, história natural e importância diagnóstica. Int J Dermatol 1998; 37: 911-7.

89. Kusukara M, Sasai Y. Resumo estatístico de 1500 casos de esporotricose. Mycopathologia 1998; 102: 129-33.

90. Lefkowitz A, Schwartz RA. Nevo comedonal. Dermatologia 1999; 199: 204-7.

91. Neubert U, Jansen T. Aspectos bacteriológicos e imunológicos da foliculite gram-negativa: um estudo de 46 pacientes. Int J Dermatol 1999; 38: 270-4.

92. Rattana-Apiromyakij N, Kullavanijaya P. Foliculite pustulosa eosinofílica. J Dermatol 2000; 27: 195-203.

93. Held JL, Toback AC. Cistos eruptivos da vela capilar. Cutis 1987; 40: 259-60.

94. Jemec GB. O que há de novo na hidradenite supurativa? J Eur Acad Dermatol Venereol 2000; 14: 340-1.

95. Woolfson H. Acne fulminante com imunocomplexos circulantes e reação leucemóide, tratada com esteróides e azatioprina. Clin Exp Dermatol 1987; 12: 4636.

96. Crawford GH, Pelle MT, James WD. Rosácea: etiologia, patogénese e classificação dos subtipos. J Am Acad Dermatol 2004; 51: 327-41.

97. Ratnavel RC, Norris PG. Milia limitada às pálpebras. Clin Exp Dermatol 1995; 20: 153-4.

98. Kihiczak GG, Cruz MA. Dermatite periorificial em crianças: uma atualização e descrição de uma criança com características invulgares. Int J Dermatol 2009; 48: 304-6.

99. Bedlow AJ, Otter M, Marsde RA. Acne agminata axilar. Clin Exp Dermatol 1998; 23: 125-128.

100. Jansen T, Plewig G. Uma nota histórica sobre o pioderma facial. Br J Dermatol 1993; 129: 594-6.

101. Zirn JR. Erupção acneiforme crónica com cicatrizes em forma de cratera: Acne necrótica (varioliformis) (foliculite linfocítica necrotizante). Arch Dermatol 1996; 132: 1367-70.

102. Lehmann HP, Andrews JS, Robinson KA. Treatment of acne. Relatório de evidências: Avaliação de tecnologia 2001 Mar (17).

103. Thiboutot D, Pariser DM, Egan N. Adapalen-Gel 0,3% para o tratamento da

acne vulgar: um estudo multicêntrico, aleatório, em dupla ocultação e controlado de fase III. J Am Acad Dermatol 2006; 54: 242-50.

104. Kircik LH. Bomba de gel de microesferas de tretinoína 0,04% versus creme de tazaroteno 0,05% no tratamento da acne vulgar facial ligeira a moderada. J Drugs Dermatol 2009; 8: 650-4.

105. Sinclair W, Jordaan HF. Aliança Global para a Melhoria dos Resultados da Acne. Directrizes actualizadas sobre a acne 2005. S Afr Med Jl 2005 Nov; 95: 881-92.

106. Rizer RL, Sklar JL, Whiting D. 1% clindamycin phosphate gel for acne vulgaris. Adv Ther 2001; 18: 244-52.

107. Lalthleng Liani, JS Pasricha. Avaliação da eritromicina tópica e do lactato tópico com ou sem cetoconazol sistémico na acne vulgar. Indian J Dermatol Venereol Leprol 1992; 58: 323-27.

108. Iraji F, Sadeghinia A, Shahmoradi Z. Eficácia do gel tópico de ácido azelaico no tratamento da acne vulgar ligeira. Indian J Dermatol Venereol Leprol 2007; 73: 94-6.

109. Draelos ZD, Carter E, Maloney JM. Dois estudos aleatórios demonstram a eficácia e segurança do gel de dapsona, 5% para o tratamento da acne vulgar. J Am Acad Dermatol. 2007; 56: 439.

110. Bissonnette R, Bolduc C, Seite S. Estudo aleatório que compara a eficácia e a segurança de um derivado hidroxiácido lipofílico do ácido salicílico e do peróxido de benzoílo a 5% no tratamento da acne vulgar do rosto. J Cosmet Dermatol 2009; 8: 19-23.

111. Breneman DL, Ariano MC. Tratamento bem sucedido da acne vulgar em mulheres com uma nova loção tópica de sódio-sulfacetamida/enxofre. Int J Dermatol 1993; 32: 3657.

112. Chu A, Huber FJ, Plott RT. Eficácia comparativa do peróxido de benzoílo 5%/eritromicina gel 3% e da solução de eritromicina 4%/zinco 1,2% no tratamento da acne vulgar. Br J Dermatol 1997; 136: 235-8.

113. Leyden JJ, Krochmal L, Yaroshinsky A. Dois ensaios aleatórios, em dupla ocultação, controlados, envolvendo 2219 indivíduos, que comparam a combinação de clindamicina/retinoína em hidrogel com cada uma das substâncias activas isoladamente e com o veículo para o tratamento da acne vulgar. J Am Acad Dermatol 2006; 54: 73-81.

114. Simonart T, Dramaix M, De Maertelaer V. Eficácia das tetraciclinas no

tratamento da acne vulgar: uma visão geral. Br J Dermatol 2008; 158: 208-16

115. Skidmore R, Kovach R, Walker C. Efeitos da dose subantimicrobiana de doxiciclina no tratamento da acne moderada. Arch Dermatol 2003; 139: 459-64.

116. Kus S, Yucelten D, Aytug A. Comparação da eficácia da azitromicina vs. doxiciclina no tratamento da acne vulgar. Clinic Exp Dermatol 2005; 30: 215-20.

117. Garner SE, Eady EA, Popescu C. Minociclina para acne vulgar: eficácia e segurança. Base de dados Cochrane de Revisões Sistemáticas 2003(1): CD002086.

118. Ghoshal L BS, Ghosh SK. Avaliação comparativa da eficácia do adapaleno e da azitromicina isoladamente e em combinação na acne vulgar. Indian J Dermatol 2007; 52: 179-83.

119. Gibson JR DC, Harvey SG. Oral trimethoprim versus oxytetracycline in the treatment of inflammatory acne vulgaris. Br J Dermatol 1982; 107: 221-4.

120. Brown J, Farquhar C, Lee O. Espironolactona versus placebo ou em combinação com esteróides para hirsutismo e/ou acne. Cochrane Database of Systematic Reviews 2011(5).

121. Peck GL, Olsen TG, Butkus D. Isotretinoína versus placebo no tratamento da acne cística. Um estudo aleatório em dupla ocultação. J Am Acad Dermatol 1982; 6: 735-45.

122. Kaymak Y, Ilter N. A eficácia do tratamento intermitente com isotretinoína na acne ligeira ou moderada. J Eur Acad Dermatol Venereol 2006; 20:1256-60.

123. Thielitz A, Sidou F, Gollnick H. Controlo da formação de microcomedões durante o tratamento de manutenção com adapaleno gel, 0,1%. J Eur Acad Dermatol & Venereol 2007; 21: 747-53.

124. Khunger N, Force IT. Directrizes padrão para o tratamento cirúrgico da acne. Indian J Dermatol Venereol & Leprol 2008; 74: 28-36.

125. Hamilton FL, Car J, Lyons C. Laser e outras fototerapias para o tratamento da acne vulgar: uma revisão sistemática. Br J Dermatol 2009; 160: 1273-85.

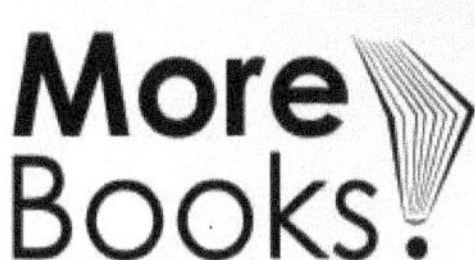

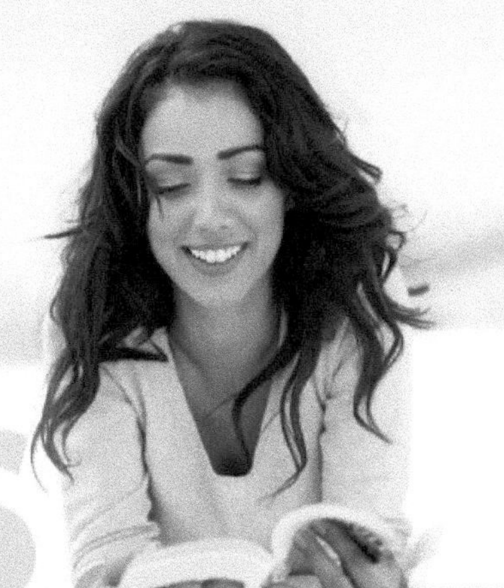

Buy your books fast and straightforward online - at one of world's fastest growing online book stores! Environmentally sound due to Print-on-Demand technologies.

Buy your books online at
www.morebooks.shop

Compre os seus livros mais rápido e diretamente na internet, em uma das livrarias on-line com o maior crescimento no mundo! Produção que protege o meio ambiente através das tecnologias de impressão sob demanda.

Compre os seus livros on-line em
www.morebooks.shop

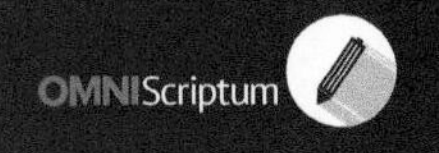

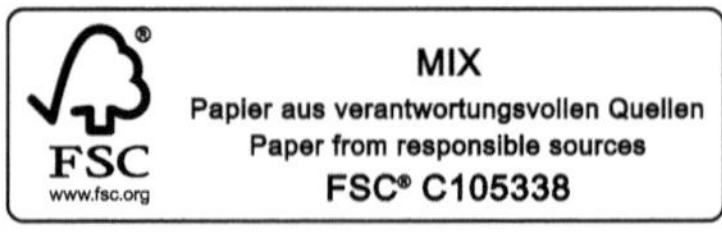

Printed by Books on Demand GmbH, Norderstedt / Germany